Die Refluxkrankheit

Fortschritte der
Urologie und Nephrologie

Jan Heising

Die Refluxkrankheit

Diagnose, Therapie und
Prognose des
vesico-ureteralen Refluxes

Mit 152 Abbildungen und 29 Tabellen

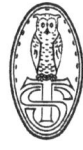

Steinkopff Verlag Darmstadt 1982

Priv.-Doz. Dr. Jan Heising
Urologische Universitätsklinik Köln
Joseph-Stelzmann-Straße 9
5000 Köln 41

CIP-Kurztitelaufnahme der Deutschen Bibliothek

Heising Jan:
Die Refluxkrankheit: Diagnose, Therapie u.
Prognose d. vesico-ureteralen Refluxes /
Jan Heising. – Darmstadt: Steinkopff, 1982.
    (Fortschritte der Urologie und Nephrologie; Bd. 18)

ISBN-13: 978-3-642-72356-8   e-ISBN-13: 978-3-642-72355-1
DOI: 10.1007/978-3-642-72355-1

NE: GT

Satz und Druck: betz-druck gmbh, D-6100 Darmstadt 12

Statt eines Vorwortes

"Reflux is a ... appearance of varying degree, etiology and significance and not a homogeneous disorder."

Smellie et al., 1976

„Der vesiko-uretero-renale Reflux (VUR) ist noch immer ein Gegenstand scharfer Meinungsverschiedenheiten; die Richtlinien für die Behandlung werden immer wieder geändert ...
Nur wenige andere Themen haben so viel Diskussionen hervorgerufen wie der Stellenwert chirurgischer Maßnahmen bei der Behandlung von Kindern mit VUR. Subjektive Entscheidungen auf der Grundlage beschränkter persönlicher Erfahrung, oft auch von Voreingenommenheit, geben noch immer gelegentlich den Ausschlag anstelle wissenschaftlicher Beweise."

Olbing et al., 1981

Besprechungsangebot für Ihre Zeitschrift
_ Zeitschr.f.Rheumatologie

Die Refluxkrankheit
(Fortschritte der Urologie u.Nephrologie Bd.18)

Hrsg.: Heising Jan

XI, 136 Seit., 152 Abb., 29 Tab.,1982 Kart.:DM 52.--

Der vesiko-uretero-renale Reflux ist das häufigste
kinderurologische Krankheitsbild.Als wesentlichster
ätiologischer Faktor der Pyelonephritis hat die
Refluxkrankheit aber auch für die Nephrologie des
Erwachsenen Bedeutung.
Eine zusammenfassende Darstellung von Diagnostik,
Therapie und Prognose aus einer Hand—wie sie die
vorliegende Monographie darstellt—gab es bisher
nicht.Es wird absichtlich in erster Linie auf
praktisch-klinische Belange des behandelnden Arztes
eingegangen.Experimentelle und embryologische
Fakten werden ebenfalls in Kürze dargestellt.
Dieses Buch bietet eine schnelle,gleichzeitig gründ-
liche und vor allem exakt belegte Information zum
gesamten Krankheitsbild.

Dr.Dietrich Steinkopff Verlag
Saalbaustr. 12 / Postf. 11 1008
6100 Darmstadt 11

Danksagung

Es liegt in der Natur der Sache, daß nicht alle Kolleginnen und Kollegen genannt werden können, die zu Rat und Hilfe bereit waren. Besonders hervorheben möchte ich

— Herrn Prof. Dr. R. Engelking, Köln, und den verstorbenen Herrn Prof. Dr. J. Seiferth, Lingen,
für ihre Einweisung in die Kinderurologie,

— Frau Dr. G. Benz-Bohm, Leiterin der Kinderradiologie des Radiologischen Instituts (Direktor: Prof. Dr. G. Friedmann) der Universität Köln für ihre langjährige kinderradiologische Beratung und Erstellung zahlreicher radiologischer Befunde,

— Herrn Prof. Dr. W. Vahlensieck, Bonn, für seine Anregung zum Manuskript und seine geduldige Unterstützung,

— den technischen Assistentinnen Frau Szigeti und Frau Kottmeier für die freundliche und geduldige Erstellung sämtlicher Abbildungen,

— Frau K. Uhlenbruck für die umfangreichen Schreibarbeiten.

Mein besonderer Dank gilt darüber hinaus Herrn B. Lewerich vom Steinkopff-Verlag für die verlegerische Betreuung.

Köln, im Juni 1982   J. HEISING

Inhaltsverzeichnis

Benutzte Abkürzungen

ARP   = Antirefluxplastik
DD   = Differentialdiagnose
GFR   = glomeruläre Filtrationsrate
HWI   = Harnwegsinfekt
IRR   = intrarenaler Reflux
KM   = Kontrastmittel
kPa[1]   = kilo Pascal
LG   = Antirefluxplastik nach Lich et al. und Gregoir
MCUG   = Miktionscystourethrogramm
NBKS   = Nierenbeckenkelchsystem
OIH   = ^{131}J-Hippurat-Clearance
PAH   = Paraaminohippursäure
PL   = Antirefluxplastik nach Politano und Leadbetter
RING   = Radioisotopennephrogramm
UCN   = Ureterocystoneostomie
VUR   = vesiko-ureteraler oder vesiko-renaler Reflux
VUR I–V = Gradeinteilung nach Heikel und Parkkulainen (Abb. 11–16)

---

[1]   Alle Drücke wurden in kPa umgerechnet. Die Originalangaben der Autoren mit den verschiedenen Dimensionen wurden jeweils in Klammern angegeben.

1. Medizinhistorische Entwicklung

Definition

Als vesiko-ureteralen bzw. vesiko-uretero-renalen Reflux (VUR) bezeichnet man den Über-
tritt von Harnblaseninhalt in den Ureter und ggf. in das Nierenbecken.
Der VUR ist beim Menschen pathologisch – unabhängig von seiner jeweiligen Ätiologie.
Beim Gesunden verhindern muskuläre Architektur und Physiologie des uretero-vesikalen
Übergangs den VUR sowohl während der Speicherphase („Ruhetonus" des M. detrusor
vesicae) als auch während der Miktion (Kontraktion des M. detrusor vesicae).

Zum Aufbau der uretero-vesikalen Verbindung

Um 1500 zeichnete Leonardo da Vinci den physiologischen Schrägverlauf des Ureters
durch die Blasenwand. Bell zeigte 1812, daß die Muskulatur des Ureters nicht am Ostium
endet, sondern unter Einstrahlung in den Blasenhals die seitlichen Begrenzungen des Trigonum vesicae bildet. Seit der Bestätigung durch Ellis (1856) werden deshalb die lateralen
Begrenzungen des Trigonum vesicae als Bell'scher Muskel bezeichnet. Sappey beschrieb
1874 die teilweise Überkreuzung der Längsmuskelfasern des Ureters unmittelbar distal des
Ostiums. Ein Teil dieser Längsmuskelfasern bildet nach Vereinigung mit denen der Gegenseite die kraniale Begrenzung des Trigonum vesicae, die Plica interureterica. Ein anderer
Teil verläuft unter der Überkreuzung des ersteren nach distal, bildet in diesem Teil die
laterale Begrenzung des Trigonum vesicae und trifft sich mit den kontralateralen Muskelfasern im Colliculus seminalis (Veru montanum, Abb. 1). Waldeyer (1892) beschrieb den
Aufbau des distalen Ureters und dessen muskulären Übergang in das Trigonum vesicae
noch genauer. Er wies besonders auf zwei die distalen 20–30 mm des Ureters beiderseits
umgreifende Muskelbündel hin, die der Blasenmuskulatur entstammen (Waldeyer'sche
Scheide). 1919 zeigte Satani (1919a, b), daß im intravesikalen (d.h. intramuralen und sub-

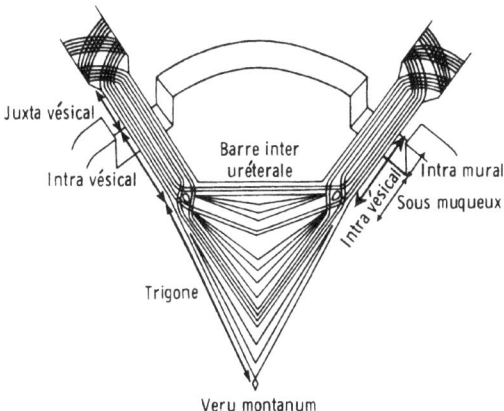

Abb. 1: Schema der uretero-trigonalen Muskulatur. Barre inter ureterale = Plica interureterica; Veru
montanum = Colliculus seminalis.
Aus Debled, G: Der Aufbau des terminalen Ureters. In: Strohmenger 1974a; mit freundlicher Erlaubnis
des Thieme Verlages.

mukösen) Ureteranteil dessen zirkuläre Muskelfaserschicht fehlt. Nach von Hayek (1969) ist die Verbindung zwischen ureteralen Muskelfasern und Trigonum vesicae einerseits und mittlerer und äußerer Schicht der Harnblasenmuskulatur andererseits nicht sehr innig. Die genannten Einzelbefunde wurden sämtlich u. a. von Debled (1974 a, b) bestätigt (Abb. 1). Weiterführende elektronenmikroskopische Untersuchungen von Schulman u. Gregoir (1977, Abb. 3) zeigten, daß jede Muskelzelle des vesiko-ureteralen Übergangs von kollagenen

Tabelle 1: Vesiko-ureteraler Reflux; wichtige medizinhistorische Daten

Jahr	Autor	Befund
ca. 1500	Leonardo da Vinci	Physiologischer Schrägverlauf des Ureters durch die Blasenwand
1812	Bell	Fortsetzung der Uretermuskulatur in das Trigonum vesicae unter Bildung dessen seitlicher Begrenzung („Bell'scher Muskel")
1856	Ellis	Fortsetzung der lateralen Trigonumbegrenzungen in den Blasenhals
1874	Sappey	Teilweise Überkreuzung von Längsmuskelfasern des Ureters unmittelbar unterhalb des Ostiums
1883	Semblinoff	Erster VUR-Nachweis am lebenden Versuchstier (Kaninchen)
1892	Waldeyer	Beschreibung der „Waldeyer'schen Scheide"
1893	Pozzi	Erste Beobachtung eines klinischen VUR am lebenden Menschen
1903	Sampson	Erstmals Zusammenhang zwischen VUR und Harnwegsinfektion (HWI) vermutet
1906	von Lichtenberg	Erster röntgenologischer VUR-Nachweis
1916	Kretschmer	Erster Nachweis eines sekundären VUR
1919	Satani	Fehlen der zirkulären Schicht der Uretermuskulatur in dessen intravesikalem Anteil
1923–1925	Graves u. Davidoff (1923, 1924, 1925) Bumpus (1924) Eisendraht et al. (1925)	VUR als für den Menschen pathologisch erkannt, die „Klinik" zieht bis etwa 1950 keine Konsequenzen
1952	Hutch	Publikation über VUR bei Paraplegikern, erneute Diskussion des VUR
1958	Politano u. Leadbetter[1]	Antirefluxplastik (ARP) nach dem Prinzip der Ureterocystoneostomie (UCN)
1960	Hodson u. Edwards	Beziehung zwischen VUR und Parenchymdestruktion („Nierennarben")
1961–1962	Lich et al. (1961)[1] Gregoir (1962)[1]	Prinzip der extravesiklaen ARP
1963–1969	Tanagho et al.[2]	Differentialdiagnose (DD) primärer/sekundärer VUR
1969	Lyon et al. (1969a)	Bedeutung der pathologischen Konfiguration und Lage des Ureterostiums
1969–1975	Hodson et al.[3]	Beziehung VUR – intrarenaler Reflux (IRR) – Parenchymdestruktion
1975	Cohen[1]	ARP nach der Advancement-Methode
1981	Olbing (Chairman) et al.	Erste prospektiv randomisierte Vergleichsstudie konservative/operative Therapie

[1] Die ARP hatten teilweise Vorläufer, in dieser tabellarischen Übersicht wurden nur Methoden aufgeführt, die breitere Anwendung fanden. Vorläufer und andere Methoden werden später dargestellt.
[2] Tanagho u. Pugh (1963), – u. Hutch (1965) – et al. (1965, 1968a, 1968b, 1969).
[3] Hodson 1969, Rolleston et al. 1974, Ransley u. Risdon 1974, Hodson et al. 1975a.

2

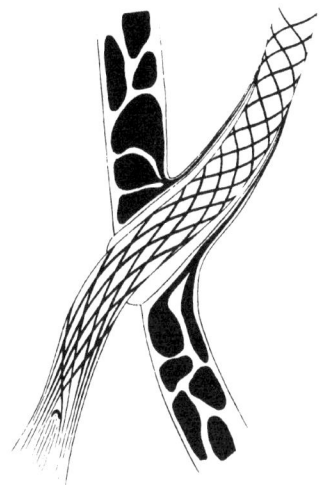

Schematische Darstellung der anatomischen Struktur der uretervesikalen Verbindung und der den Antireflux-mechanismus erklärenden verschiedenen Konzeptionen. Die Muskulatur des terminalen und des intramuralen Ureters ist wie ein Maschennetz aufgebaut. Die Ureter-muskulatur verlängert sich nach unten und bildet das Trigonum, sie stützt sich auf die Blasenmuskulatur; ihre Verankerung ist durch den Waldeyerschen periureteralen Schlauch verstärkt.
(Vgl. Legende S. 4).

Abb. 2

Fasern umgeben ist. Die Muskelzellen „stehen untereinander durch sehr enge Kontakt-zonen in Verbindung, die die Weiterleitung der peristaltischen Kontraktion innerhalb der Uretermuskulatur gewährleisten" (Schulman u. Gregoir 1977).

Erste Refluxnachweise

Am lebenden Versuchstier (Kaninchen) gelang Semblinoff 1883 der erste Nachweis eines VUR. Pozzi (1893) beschrieb erstmals einen klinischen Fall. Von Lichtenberg konnte den VUR schon 1906 röntgenologisch nachweisen. Kretschmer (1916) zeigte im Cystogramm sowohl primäre als auch sekundäre VUR beim Menschen, ohne diese Differenzierung zu kennen.

Zur Einschätzung der Dignität

Untersucht man Menschen unter physiologischen Bedingungen und mit geeigneten Metho-den, so zeigt sich, daß der VUR beim gesunden Menschen nicht vorkommt (u. a. Iannacone u. Panzironi 1955, Jones u. Headstream 1958, Leadbetter et al. 1960, Cammenos 1963, Lich et al. 1964, Peters et al. 1967).
Befunde von Leichenblasen (Gruber 1929a, Castro u. Fine 1969, Cussen 1971), in Voll-narkose oder mit schleimhautreizenden Kontrastmitteln (Kretschmer 1916) sind heute in-diskutabel, ebenso die Füllung der Blase bis zur stärkeren Schmerzempfindung während des Miktionscystourethrogramms (MCUG) (Köllermann u. Ludwig 1967).
Untersuchungen an „Gesunden" ausschließlich zum Zweck, die Rate sog. „spontaner" VUR beim Menschen festzustellen, sind ohne Urethro-Cystoskopie, also Ausschluß eines sekundären VUR schon methodisch nicht akzeptabel. Da ausreichende Zahlen vorliegen, sind wegen der kontrastmittel- bzw. endoskopiebedingten Komplikationsmöglichkeiten weitere Untersuchungen ethisch unvertretbar und objektiv unnötig.

3

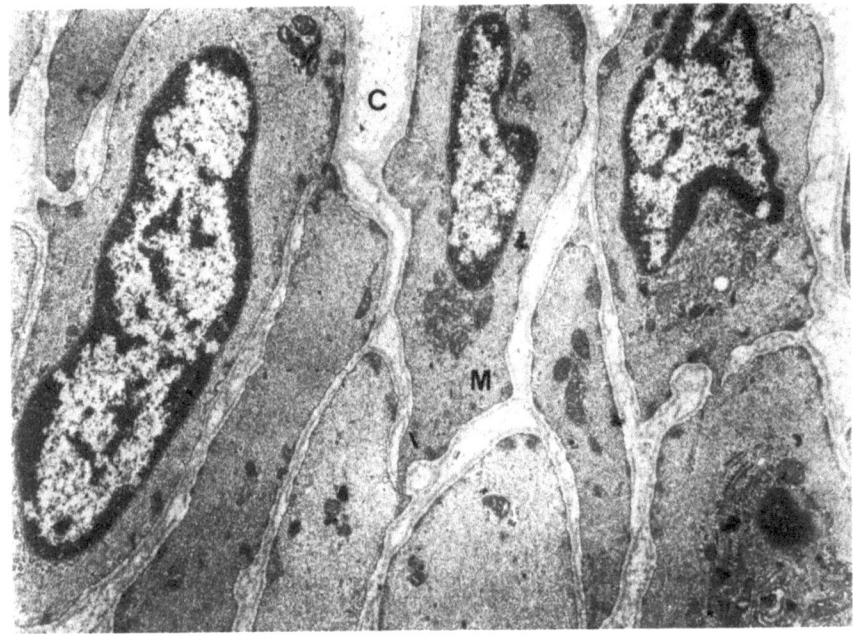

Abb. 3

Die Elektronenmikroskopie zeigt, daß jede Muskelzelle (M) von kollagenen Fasern umgeben ist (C). Die Muskelzellen stehen untereinander durch sehr enge Kontaktzonen in Verbindung, die die Weiterleitung der peristaltischen Kontraktion innerhalb der Uretermuskulatur gewährleisten (× 23 000).

Abb. 2 und 3: Muskuläre Architektur des distalen Ureters (Abb. 2) und Elektronenmikroskopie desselben Bereiches (Abb. 3). Die Originallegenden wurden belassen.
Aus: Schulman CC, Gregoir W: Urologe **16:** 118–123, 1977; mit freundlicher Erlaubnis von C.C. Schulman und W. Gregoir sowie Springer-Verlag.

4

2. Die uretero-vesikale Verbindung beim Menschen

2.1. Normale Anatomie und Physiologie

Die uretero-vesikale Verbindung besteht aus dem juxtavesikalen, intramuralen und submukösen Ureter, dem Trigonum vesicae sowie über den Blasenhals hinaus nach distal ziehenden Muskelfasern im Bereich der dorsalen Urethra (Abb. 1).

Die folgenden Größenangaben sind — sofern nicht anders bezeichnet — die von Politano (1972) an 200 Präparaten von Menschen gewonnenen Mittelwerte.

Als juxtavesikalen Ureter bezeichnet man dessen 30 mm proximal der Blasenadventitia. Er besteht nach Debled (1974a, Abb. 1) fast nur aus Längsmuskelfasern, zirkuläre Fasern finden sich nur vereinzelt. Schulman u. Gregoir (1977, Abb. 2) beschrieben in diesem Ureteranteil ebenfalls vorwiegend muskuläre, netzartig miteinander verbundene Längsbündel. Jede Längsmuskelfaser sei von einem Netz kollagener Fasern umgeben (Abb. 3).

Der 9,5 mm lange intravesikale Ureteranteil reicht von der Blasenadventitia bis zum Ostium. Er wird in den intramuralen und submukösen Ureter unterteilt (Abb. 1). Der 4,8 mm lange intramurale besteht wie der 4,7 mm lange submuköse Ureter ausschließlich aus Längsmuskelfasern (Tanagho u. Pugh 1963, Politano 1972, Debled 1974a, b), sie kreuzen im Bereich des Ostiums, das 14 mm distal des Hiatus uretericus liegt. Dabei bilden sie eine oberhalb des Ostiums gelegene anteriore und eine dorsal des Ostiums gelegene posteriore Kreuzung (Sappey 1874). Außerdem bilden sie in ihrem weiteren Verlauf das — ipsilaterale halbe — mukosanahe Trigonum vesicae. Die nach medial ziehenden Fasern bilden zusammen mit denen der Gegenseite die Plica interureterica. Die lateralen Begrenzungen des Trigonum vesicae werden jeweils von den nach kaudal ziehenden Längsmuskelfasern der Ureteren gebildet (Bell 1812). Diese setzen sich als sog. Crista urethralis im Bereich der dorsalen Harnröhrenwand fort und bilden schließlich den Colliculus seminalis (Ellis 1856). Der juxtavesikale Ureter wird von einem muskulären Faserbündel zunächst nur auf der dorsalen Fläche begleitet, im intramuralen Bereich jedoch röhrenförmig umgeben (Waldeyer 1892). Diese Faserbündel setzen sich nach kaudal als sog. „tiefes" — also mukosafernes — Trigonum vesicae fort (Tanagho u. Pugh 1963). Bzgl. der komplizierten topographischen Beziehungen zwischen trigonaler Muskulatur und M. detrusor vesicae wird auf zusammenfassende anatomische Darstellungen verwiesen (u. a. von Hayek 1969).

Die Blutversorgung des distalen Ureterdrittels erfolgt über Äste der A. ductus deferentis bzw. A. uterina sowie A. iliaca interna. Diese Gefäße anastomosieren in der Ureteradventitia vielfach mit den versorgenden Gefäßen des mittleren Ureterdrittels, also Ästen der A. testicularis bzw. A. ovarica und der A. iliaca communis. Der venöse Abfluß erfolgt über die entsprechenden Venen.

Die arterielle Versorgung der Blase erfolgt über die Aa. vesicales sup. und inf. sowie die A. rectalis med., wobei die genannten Gefäße vielfach anastomosieren. Die A. vesicalis sup. versorgt im wesentlichen Corpus und Apex vesicae, die A. vesicalis inf. dagegen versorgt bevorzugt den Blasenboden, also sind beide an der Versorgung des Trigonum vesicae beteiligt. Die A. rectalis med. versorgt über ihre vesikalen Äste bevorzugt die Dorsalfläche der Blase (u. a. von Hayek 1969).

Die Innervation der uretero-trigonalen Verbindung und der Blase stellt sich schematisch so dar: das Trigonum vesicae wird sympathisch innerviert, wobei die adrenergen Impulse durch Alpha- und Beta-Rezeptoren übertragen werden (Ahlquist 1948). Die sympathischen Fasern verlaufen vom Nucleus intermediolateralis der Segmente L2 bis L5 des Rückenmarks über den N. praesacralis zu den mesodermalen Strukturen von Blase und Ureter. Die afferenten sensiblen Fasern verlaufen ebenfalls im N. praesacralis, ziehen jedoch durch die hinteren Wurzeln zu den medullären Segmenten Th 11 bis L2.

Die Innervation des M. detrusor vesicae ist dagegen überwiegend parasympathisch. Sie erfolgt über den von den Segmenten S2 bis S4 ausgehenden N. pelvicus, der efferente und afferente parasympathische Fasern enthält. Außerdem erfolgt eine sympathische Innervation des M. detrusor vesicae über sympathische Fasern aus dem N. praesacralis.

Die somatische Innervation des M. sphincter vesicae externus schließlich erfolgt über den N. pudendus.

Die Harnblasenmotorik erfolgt unter zentraler Hemmung parasympathisch über den bekannten spinalen Reflexbogen. Dem Sympathicus kommt bzgl. der Motorik ein vorwiegend hemmender Einfluß zu.

Nach El-Badawi u. Schenk (1968, 1971a, 1971b) soll zusätzlich eine teilweise autonome Steuerung der Blaseninnervation durch Interferenzen zwischen postganglionären sympathischen und parasympathischen Neuronen erfolgen.

Die physiologischen Drücke in den ableitenden Harnwegen des Menschen wurden von Rutishauser (1965) wie folgt bestimmt: der Druck im Nierenbeckenkelchsystem (NBKS) beträgt ohne VUR 0,98 bis 1,57 kPa (10 bis 16 cm H_2O), der intraureterale Druck ohne VUR zwischen 1,57 kPa (16 cm H_2O) im Bereich des pelvi-ureteralen Übergangs und 2,55 kPa (26 cm H_2O) im Bereich des prävesikalen Ureters. Während des VUR besteht dagegen Druckausgleich zwischen Blasen- und Ureterlichtung (Melchior u. Lutzeyer 1974). Die aktive Ureterperistaltik treibt die Harnspindel in die Blase und „legt" die Wände des intravesikalen Harnleiters „wieder aufeinander" (Stephens u. Lenaghan 1962). Während der Miktion (Detrusorkontraktion) wird die trigonale Muskulatur kontrahiert. Da das (oberflächliche) Trigonum aus den intravesikalen Längsmuskelfasern des Ureters besteht, wird bei der Kontraktion des Ostium zum Blasenhals hin gezogen (Tanagho et al 1968a). Die intravesikale Ureterlänge nimmt vorübergehend zu. Gleichzeitig komprimiert die Waldeyersche Scheide den von ihr umgebenen Ureteranteil (Tanagho et al. 1968b). Durch die (passive) Streckung der in der anterioren und posterioren Kreuzung verlaufenden Längsmuskelfasern des distalen Ureters kommt es zum passiven Verschluß des Ureterostiums (Sakai 1973, Schulman u. Gregoir 1977). Der VUR wird während der Miktion sowohl durch aktive (Verkürzung der trigonalen Muskulatur, Kontraktion der Waldeyer'schen Scheide) als auch durch passive (Längsdeformation der vorderen und hinteren Faserkreuzung, Kompression des submukösen Ureters) Vorgänge verhindert. Der sog. Antireflux-Mechanismus ist also weder allein aktiver oder passiver Natur („active" bzw. „passive flap valve theory").

2.2. Pathologische Anatomie und Physiologie

Experimentelle (Tanagho u. Hutch 1965, Tanagho et al. 1965) und pathologisch-anatomische Untersuchungen (Tanagho et al. 1968a, 1968b, 1969) zeigten, daß Ursache eines angeborenen VUR immer eine Hypoplasie der gesamten ureterotrigonalen Muskulatur oder einzelner ihrer Anteile ist. Der Begriff „Hypoplasie der uretero-trigonalen Verbindung" wird sowohl für die Hypoplasie sämtlicher als auch für das Defizit einzelner muskulärer Strukturen gebraucht. Ein primärer VUR kann also ausschließlich auf einer Hypoplasie der Längsmuskulatur des distalen Ureters (Debled 1974a, b) der trigonalen Muskulatur (Lyon et al. 1969a) oder allein der Muskulatur des Ostiumbereiches in Form der fehlenden Kreuzung der ureteralen Längsmuskulatur (Debled 1974b) beruhen. Auch eine unzureichende Verbindung der oberflächlichen (lumennahen) mit der tiefen (adventitianahen) Muskelschicht des Trigonum vesicae kann einen primären VUR verursachen (Jonas u. Tanagho 1974).

Ein Zusammenhang zwischen muskulärem Defizit und Ostiumkonfiguration bzw. -lage vermuteten erstmals Lyon et al. (1969a). Sie unterteilten die Ostien nach ihrer Konfiguration in Cone Orifice (Grad 0, normal), Stadium Orifice (Grad I, stadionförmig)' Horseshoe Orifice (Grad II, hufeisenförmig) und Golf Hole Orifice (Grad III, golflochförmig) (vgl. Abb. 4–6).

Eine zuverlässig reproduzierbare endoskopische Beurteilung der Ostiumkonfiguration ist anhand dieser vier Typen möglich. Dagegen ist der Begriff der Lateralisation bis heute nicht objektiviert und hängt vom Untersucher (Erfahrung, insbesondere bei Kindern) und von der Untersuchungstechnik (Brechungswinkel der Optik, Konfiguration und Füllungszustand der Blase) ab.

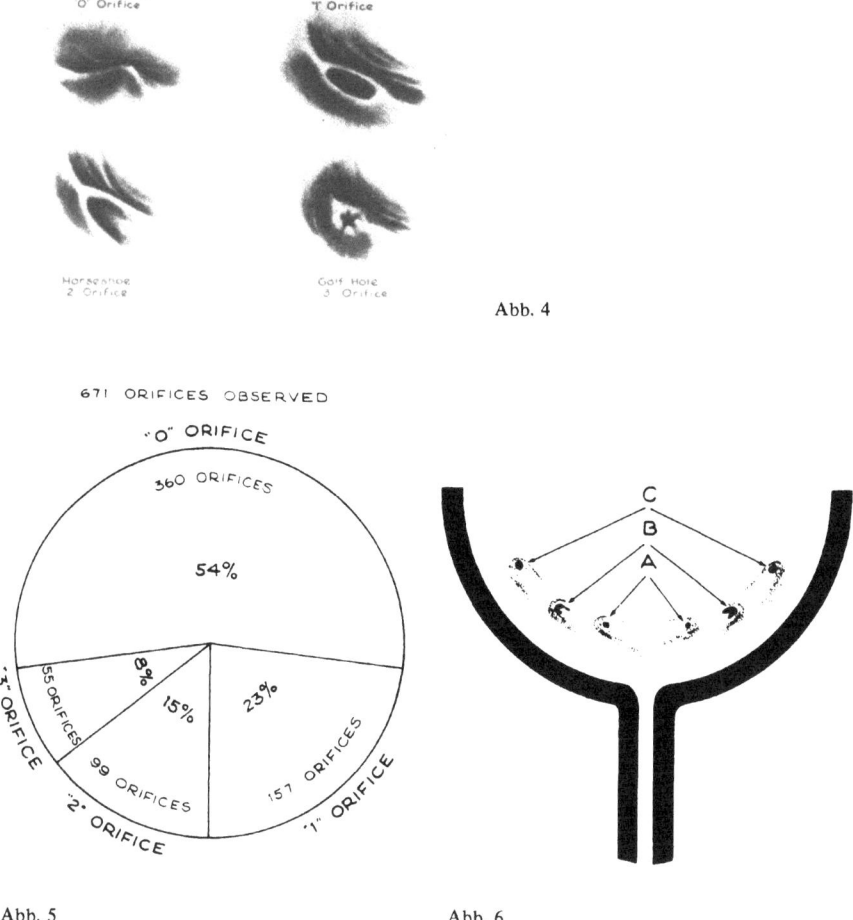

Abb. 4

Abb. 5   Abb. 6

Abb. 4–6: Ostiumpathologie (Abb. 4 und 6) sowie Ostiumfehllage beim VUR; Originalabbildungen der Erstbeschreiber (vgl. hierzu auch Abb. 123–127).
Aus: Lyon RP, Marshall S, Tanagho EA: J Urol **102**: 504–509, 1969; mit freundlicher Erlaubnis von RP Lyon und Williams u. Wilkins, Baltimore.

7

Die Häufigkeit der einzelnen pathologischen Ostiumformen bei Kindern (Abb. 4 und 6) entspricht der bei Erwachsenen (Vermillion u. Heale 1973). Das Ausmaß der Ostiumlateralisation (Abb. 5, 124, 125) gilt als das Korrelat des muskulären Defizits im intravesikalen Ureteranteil – je hypoplastischer die Muskulatur, desto lateraler das Ostium.

Neuere histopathologische Untersuchungen von Mackie u. Stephens (1974) sowie Mackie et al. (1975) zeigten für nephroureterale Doppelanlagen ebenfalls den eindeutigen Zusammenhang zwischen Ostiumfehllage und Dysplasie des zugehörigen Nierensegments (vgl. 10.3.4.7. Besondere Probleme bei VUR in nephroureterale Doppelanlagen sowie Abb. 124–126).

Das wesentliche pathophysiologische Moment des VUR ist der Druckausgleich zwischen Blasen- und Ureterlumen bzw. NBKS. Damit werden die Funktion der uretero-vesikalen Verbindung als Einwegventil aufgehoben und pathologische Drücke im NBKS ermöglicht.

8

3. Experimentelle Befunde zum VUR beim Versuchstier

3.1. Die uretero-vesikale Verbindung und Häufigkeit bei geeigneten Arten

Hund

Die Anatomie der uretero-trigonalen Verbindung verschiedener Versuchstiere beschrieb zuerst Gruber (1929 a, b). Danach ist am ehesten die uretero-trigonale Verbindung des Hundes der des Menschen vergleichbar (Abb. 7–10). So beträgt die Länge des intravesikalen Ureters beim Hund im Mittel 9 mm, wie beim Menschen finden sich auch beim Hund ein gut entwickelter Bell'scher Muskel sowie eine deutlich ausgeprägte Plica interureterica. Gruber (1930) zeigte, daß sich der Bell'sche Muskel während der Öffnung des Blasenhales kontrahiert und so die uretero-vesikale Verbindung nach unten zieht und damit streckt. Diese Befunde wurden später von Tanagho et al. (1965, 1968a, b, 1969) bestätigt. Auch nach Scheidt (1974) sind von den gebräuchlichen Versuchstieren bzgl. des VUR am ehesten Hund und Schwein den Verhältnissen am Menschen vergleichbar. Aber nicht nur die Anatomie der uretero-vesikalen Verbindung des Hundes, auch die Häufigkeit des VUR zeigt Parallelen zu den Verhältnissen beim Menschen. Sie wurde bei ausgewachsenen Hunden mit „physiologischer" Untersuchungstechnik mit 0% bis 13% (Courtade u. Guyon 1894, Sampson 1903, Auer u. Seager 1937, Sommer u. Roberts 1966, Lenaghan u. Cussen 1968, Christie 1971) bestimmt.

Man sollte diese VUR bei der Vielzahl der angewandten Untersuchungstechniken aber nicht als „spontan", also gewissermaßen normal bezeichnen. Bzgl. der Neugeborenenperiode liegt keine so gute Vergleichbarkeit zwischen Mensch und Hund vor. So fand Hutch (1972) bei 80% neugeborener Hunde einen VUR, der ohne Therapie nach 6 Monaten nur noch in 5% bestand. Dagegen fand Christie (1971) bei keinem Neugeborenen, jedoch bei 80% der dreimonatigen und 27% der „jungen ausgewachsenen" Hunde einen VUR. Lenaghan u. Cussen (1968) fanden bei 81% der dreimonatigen, jedoch nur bei 6% der gleichen Hunde im Alter von mehr als 6 Monaten einen VUR.

Beim Menschen ist der VUR bei Neugeborenen eine Rarität, Strohmenger (1974c) berichtet über 6/1074 VUR bei Neugeborenen. Im Alter von 1–12 Monaten ist der VUR dagegen wesentlich häufiger (s. 4. Vorkommen und Häufigkeit beim Menschen).

Auch die Drücke in den oberen Harnwegen von Hunden ohne und mit VUR sind denen des Menschen am ähnlichsten. So fanden Ong et al. (1974a, b) ohne VUR beim Hund einen intrapelvinen Druck von 1,33 kPa (10 mm Hg). Bei bestehendem VUR folgte der intrapelvine dem Blaseninnendruck, lag im Mittel jedoch etwa 0,67 kPa (5 mm Hg) niedriger. Die vergleichbaren Werte für den Menschen sind: intrapelviner Druck ohne VUR 0,98 bis 1,57 kPa (10–16 cm H_2O), intraureteraler Druck ohne VUR zwischen 1,57 kPa (16 cm H_2O) im Bereich des pelvi-ureteralen Übergangs und 2,55 kPa (26 cm H_2O) im Bereich des prävesikalen Ureters (Rutishauser 1965).

Schwein

Das Schwein ist ebenfalls für die experimentelle VUR-Forschung geeignet. Ähnlich wie Mensch und Hund weist es einen relativ langen submukösen Harnleiterverlauf (Abb. 7) von im Mittel 16 mm Länge auf (Gruber 1929a). Beim Schwein treten keine „spontanen" VUR auf (Gruber 1929a, Mildenberger u. Fendel 1971).

Mit der Verlagerung des klinischen und damit experimentellen Interesses von der ureterovesikalen Verbindung hin zum intrarenalen Reflux (IRR) wird das Schwein als Versuchstier häufiger verwandt. Hier finden sich dem Menschen sehr ähnliche Verhältnisse sowohl

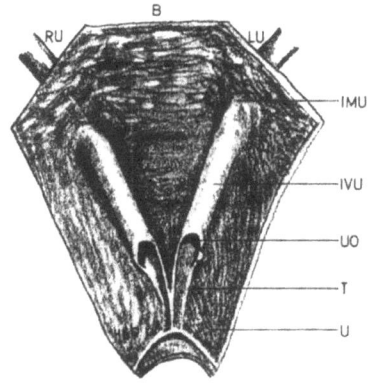

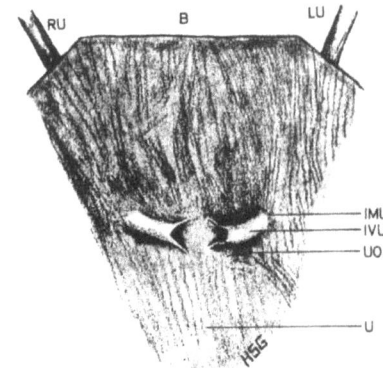

Abb. 7   Abb. 8

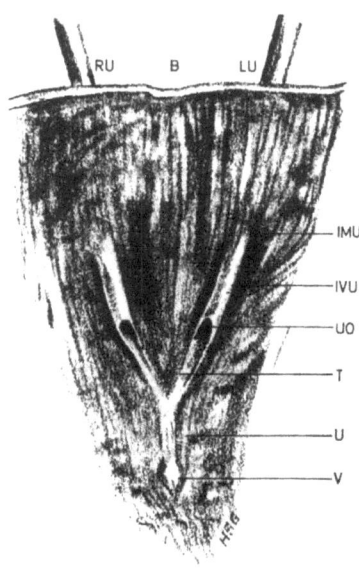

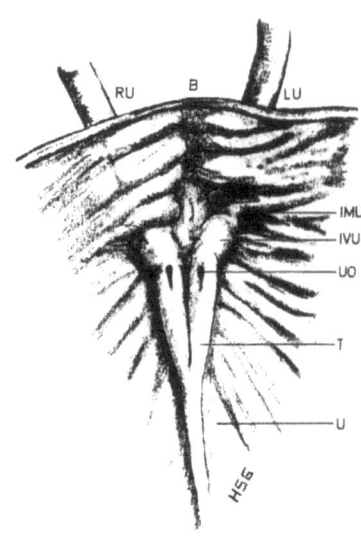

Abb. 9   Abb. 10

Abb. 7–10: Teilansichten der Harnblasen verschiedener Versuchstiere. RU = rechter Ureter, LU = linker Ureter, B = Blasenwand, IMU = intramuraler Ureter, IVU = intravesikaler Ureter, UO = Ureterostium, T = Trigonum, U = Urethralbereich, V = Veru montanum (Colliculus seminalis). Im einzelnen: Abb. 7 Schwein, Abb. 8 Kaninchen, Abb. 9 Hund, Abb. 10 Katze.
Aus Gruber CM: J Urol **21:** 567–581, 1929; mit freundlicher Erlaubnis von Williams u. Wilkins, Baltimore.

10

bzgl. der Anatomie des NBKS als auch des Nephrons (Hodson et al. 1968, 1975a) sowie auch bzgl. der Nierendurchblutung (Helin et al. 1975).

Primaten

An Primaten fanden Roberts (1974, 1975, 1976) sowie Roberts u. Riopelle (1977) folgende Befunde: von 267 Affen verschiedener Arten zeigte keines der 28 ausgewachsenen Tiere einen VUR. Insgesamt wurden nur 6/267 VUR gesehen, 3 dieser Tiere hatten einen HWI. Bei insgesamt 18 Monate lang in 3monatigen Abständen vorgenommenen Wiederholungsuntersuchungen, die jedoch teilweise bei schwangeren Tieren vorgenommen wurden, fand sich die folgende VUR-Rate (bei Tieren, die in allen(!) wiederholten MCUG den VUR zeigten): erwachsene weibliche 8,2%, jugendliche weibliche 11%, ,,kindliche" weibliche 57%, jugendliche männliche 0%, ,,kindliche" männliche 61%. Unabhängig von der Deutung der Befunde, von der Untersuchungstechnik (schwere Sedierung, jedoch keine Narkose; suprapublische Punktion; hohe Zahl von Wiederholungsuntersuchungen mit anzunehmenden iatrogenen Infekten bzw. Komplikationen) ist von Interesse, daß bei den untersuchten Primaten ohne Therapie mit zunehmendem Lebensalter eine deutliche Abnahme des VUR eintritt. Die Parallele zu der Altersverteilung beim Menschen ist auffällig. Trotzdem scheint das Vorgehen von Roberts (1975) unzulässig, der anhand dieser eigenen Befunde glaubt, die Maturationstheorie von Hutch (1961b) stützen zu können. Dies gilt auch deshalb, weil trotz aller radiologischer Verlaufskontrollen histologische Befunde der uretero-vesikalen Verbindung von Primaten nicht publiziert wurden.

Andere Arten

Andere, früher in der VUR-Forschung häufig benutzte Arten sind dagegen weniger geeignet. So tritt eine hohe Rate von ,,spontanen" VUR bei der Ratte (85%–100%; Sommer 1961, Corriere u. Murphy 1967a, Lipsky 1971) und bei der Katze (62,5%; Graves u. Davidoff 1923, 1924) auf. Beide Arten sind deshalb für experimentelle Untersuchungen wenig geeignet, da deren Befunde ja Analogieschlüssen auf die den Menschen dienen sollen.
Am Kaninchen schließlich zeigte sich die Bedeutung einer den physiologischen Verhältnissen angepaßten Untersuchungstechnik. Bei einem intravesikalen Druck von 2,94 kPa (30 cm H_2O) und verschlossener Urethra zeigten 100% der narkotisierten, ,,gesunden" männlichen Kaninchen einen VUR. Wurde die Urethra nicht verschlossen, so trat ein VUR nur bei 39% der Tiere auf, da diese miktionierten (Zinner u. Paquin 1963, 1970). Bedenkt man ferner, daß in der experimentellen Literatur eine Rate von ,,spontanen" VUR beim Kaninchen von 0% bis 100% (Courtade u. Guyon 1894, Graves u. Davidoff 1923, Zinner u. Paquin 1963 u. 1970, Zinner et al. 1963, Lipsky 1971, Mildenberger u. Fendel 1971) gefunden wird, dann wird deutlich, daß bzgl. des VUR Analogieschlüsse vom Tierexperiment auf die Verhältnisse beim Menschen nur beim Hund und beim Schwein erlaubt sind.

3.2. Experimentelle Refluxerzeugung

Pharmakologisch

Durch Parasympatholytika (Barksdale u. Baker 1930) und ,,chemische Sympathektomie" (6-Hydroxy-Dopamin, Wein et al. 1975) konnte beim Hund kein VUR hervorgerufen werden.

Operativ

Operative Versuche waren erfolgreicher. Gruber (1929b) erreichte mit der Durchtrennung des M. detrusor vesicae im Bereich des intravesikalen Ureterverlaufes bei Hunden und beim Menschen unabhängig vom Blaseninnendruck auftretende VUR. Die für den Menschen beschriebenen Versuche wurden allerdings an 21 Tage konservierten Leichenblasen vorgenommen, sie müssen deshalb als historisch gelten. Gruber (1930) sowie Vermooten u. Neuswanger (1934) reimplantierten Hundeureteren mit und ohne submuköse Verlagerung. Bei submuköser Verlagerung des Ureters fanden sie bei 1/10 Hunden, ohne submuköse Verlagerung bei 3/10 Hunden einen VUR. Untersuchungen des Hundeureters nach Erzeugung sekundärer VUR durch Ostiumdachschlitzung stammen von Scott u. De Luca (1960a, 1960b). Es wurden nur drei Hunde untersucht, postoperativ fand sich nach vier Monaten eine Abnahme von Frequenz und Amplitude der Ureterperistaltik bis zu deren Verschwinden. Anschließend trat Druckausgleich zwischen Blase und Ureteren ein. Bei der Sektion fanden sich keine histologischen Besonderheiten der oberen Harnwege. Ähnliche Ergebnisse fanden King u. Idriss (1967) sowie Lenaghan et al. (1972a, b, c). Sakai (1973) fand nach Ostiumdachschlitzung bei 2/10, durch Resektion des Bell'schen Muskels bei 2/10 und nach Resektion der Plica interureterica bei 0/10 Hunden einen VUR.

Durch Infektion oder Ödem

Versuche, mit iatrogener Infektion bzw. Ödembildung am Hund, Kaninchen und Meerschweinchen VUR zu erzeugen, wurden ebenfalls durchgeführt. Auer u. Seager (1937) konnten nach Einspritzen von steriler Kochsalzlösung in die vesiko-ureterale Verbindung bei allen drei Tierarten einen VUR erzeugen. Sakai (1973) fand beim Hund keinen VUR während oder nach abakterieller Cystitis. Nach Ostiumdachschlitzung und abakterieller Cystitis bekamen 5/10 Hunden einen VUR, nach Resektion der Plica interureterica und abakterieller Cystitis ebenfalls 5/10 Hunden. Bei intakter uretero-vesikaler Verbindung konnten Lenaghan et al. (1972b) am Hund sowie Scott (1964) am Kaninchen keinen VUR hervorrufen. Nach Instillation virulenter Bakterien in die Hundeblase beobachteten Harrison et al. (1974) in 14%, Jeffs u. Allen (1962) in 21% sowie Schoenberg et al. (1964) in 41% einen VUR. Kaveggia et al. (1966) injizierten durch eine Nephrostomie ,,human urinary tract pathogen" Bakterien und fanden einen VUR in allen Fällen.

3.3. Experimentelle Refluxerzeugung und Nierendurchblutung

Beim Schwein war die gleichseitige Nierendurchblutung während des experimentell erzeugten VUR signifikant verringert, die kontralaterale unverändert. Der arterielle und venöse Mitteldruck der Nierengefäße zeigten keine signifikanten Änderungen, dagegen verringerten sich PAH-Clearance und GFR der operierten und der nicht operierten Niere (Helin et al. 1975).

3.4. Experimenteller vesiko-ureteraler Reflux und Harnwegsinfektion

Nach VUR-Erzeugung beim Hund fanden Harrison et al. (1974) bei Tieren mit HWI nach einer mittleren Überlebenszeit von 36,4 Wochen chronische Pyelonephritiden, bei Hunden ohne HWI keine Nierenveränderungen.
Auch Ransley et al. (1978) erreichten bei Schweinen in keinem Fall refluxbedingte segmentale Parenchymdestruktionen, solange der Harn steril war. Corriere et al. (1969) konnten

zeigen, daß bei der Ratte ^{14}C-markierte E. coli bereits eine Stunde nach Instillation in die Harnblase das Nierenparenchym erreicht hatten und dort 28 Tage nachweisbar waren. Durch Instillation virulenter E. coli in die Rattenblase konnten schwere Pyelonephritiden erzeugt werden (Cotran et al. 1963a, 1963b, Mahoney u. Persky 1963). Daß es sich hierbei um Keimaszension und nicht um hämatogene Streuung handelt, wurde durch Vivaldi et al. (1959) gestützt: bei gleichzeitiger Ureterligatur traten keine Pyelonephritiden auf. Schließlich konnten beim Meerschweinchen, das ja im Gegensatz zur Ratte fast nie einen VUR zeigt, bei gleicher Versuchsanordnung keine Pyelonephritiden hervorgerufen werden (Sunshine 1964).

3.5. Experimenteller intrarenaler Reflux

In den letzten 15 Jahren hat die Bedeutung des während eines VUR auftretenden IRR und dessen evtl. Folgen – Nierenparenchymdestruktion bzw. Nierennarbe, Nierenfunktionsverlust, Hypertonie – zunehmend klinisches und damit experimentelles Interesse gefunden. Ein Kausalzusammenhang zwischen IRR und Nierennarben bzw. den oben genannten Folgen ist besonders bei gleichzeitiger HWI wahrscheinlich, darf allerdings nicht als tierexperimentell (und bisher auch nicht für den Menschen) bewiesen gelten.

So fanden Hodson et al. (1975a) bei physiologischen intravesikalen Drücken < 5 kPa (37,5 mm Hg) trotz VUR bei Schweinen keinen IRR, bei pathologischen intravesikalen Drücken > 6 kPa (45 mm Hg) regelmäßig IRR. Bei längerem Bestehen dieser pathologischen intravesikalen Drücke mit VUR und IRR entstanden auch bei Fehlen einer HWI schwere Nierenveränderungen[1]. „Minor degrees" eines IRR bestanden dagegen monatelang, ohne daß pathologische Nierennarben entstanden wären.

Dagegen war bei Ransley et al. (1978), die beim Schwein IRR bei intrapelvinen Drücken von 2 bis 5,3 kPa (20 bis 54 cm H_2O) erzeugten, eine zusätzliche HWI stets Voraussetzung späterer Nierennarben, die sich innerhalb von 30 Tagen entwickeln sollen (Ransley u. Risdon 1981).

Diese nach Untersuchungsmaterial und -methodik beispielhaften Versuche haben für die Einschätzung des menschlichen IRR wesentliche Bedeutung gewonnen, der Bezug wird später dargestellt (7.2. Folgen des intrarenalen Refluxes).

Weniger überzeugend sind dagegen bisher die Versuche von Morgan et al. (1976) sowie Freeman et al. (1978) geblieben. So erzeugten Morgan et al. (1976) zwar an Ratten IRR; die Versuchsanordnung kann jedoch nicht akzeptiert werden, da unphysiologische Drücke (Kompressionsdruck der Blase 7,3 kPa = 52 mm Hg, das entspricht dem 10fachen Miktionsdruck der Ratte) benutzt wurden, um bei abgeklemmter Urethra einen VUR zu erzwingen, der bei 16 kPa (120 mm Hg, 20-facher Normalwert) intrapelvinem Druck Fornixrupturen erzeugte. Beim Menschen würde dies Miktionsdrücken von 119,7 bis 172,9 kPa (900 bis 1300 mm Hg) und einen intrapelvinen Druck von 26,6 kPa (200 mm Hg), also nie vorkommenden Werten entsprechen. Ebensowenig akzeptabel ist die Versuchsanordnung von Freeman et al. (1978). Sie erzeugten bei intrareteralen Drücken von 13,3 bis 14,6 kPa (100 bis 110 mm Hg) bei der Ratte Fornixrupturen und wollten hieraus Rückschlüsse auf die pathologisch-anatomischen Veränderungen der Niere beim IRR des Menschen ziehen.

---

[1] "severe fibrosis in the kidney segment involved extending from the subcapsular surface to the papillary tip".

3.6. Alloplastische Ventile zur Refluxverhütung

Auch der Wert alloplastischer Ventile zur VUR-Verhütung wurde tierexperimentell untersucht. Diese Versuche sind über das Stadium des Tierexperiments nicht hinausgekommen. Sie haben enttäuscht, da das Problem der Gewebeverträglichkeit ungelöst blieb; zusammenfassende Darstellung bei Brehmer u. Schneider (1974).

4. Vorkommen und Häufigkeit beim Menschen

4.1. Bei „Gesunden"

Die einschlägigen, häufig zitierten Arbeiten sind in Tab. 2 aufgelistet. Ihre Durchsicht zeigt aber, daß fast alle Angaben unbrauchbar sind (vgl. Anmerkungen der Tab. 2). Auf Berechnung von Gesamt- und Prozentzahlen wurde deshalb verzichtet.

Die Einwendungen beziehen sich vor allem auf das methodische Vorgehen. So arbeitete Kretschmer (1916) mit blasenirritierendem Kontrastmittel. Gibson (1949) cystoskopierte gerade die beiden Fälle nicht, bei denen er einen VUR fand. Iannacone u. Panzironi (1955) verzichteten ebenfalls auf die Cystoskopie, trotz der geringen Zahl von VUR ist deshalb die Arbeit letztlich nicht verwertbar. Jones u. Headstream (1958) cystoskopierten ebenfalls nicht routinemäßig, im einzigen Fall von VUR handelte es sich um eine Blasenhalsstarre mit 180 ml Restharn; auch 6 Monate nach transurethraler Blasenhalsresektion bestand der beidseitige VUR weiter. Bei Politano (1960) werden die untersuchten Kinder in einem Nebensatz als „normal" bezeichnet, die Arbeit begründet dieses Urteil nicht. Lich et al. (1964) untersuchten lediglich weniger als 48 Stunden alte Säuglinge. Sie wiesen allerdings in der Arbeit auf insgesamt 3000 Cystographien bei Patienten aller Altersgruppen hin – dabei habe sich ergeben, daß ohne Begleitinfektion ein VUR nicht zu beobachten sei. Köllermann u. Ludwig füllten vor der Cystographie die Blase bis zu „stärkeren Schmerzen" auf, eine Routine-Cystoskopie wurde nicht durchgeführt. Peters et al. (1967) untersuchten unreife Neugeborene, die allerdings sämtlich vorher von Neonatologen untersucht und als „gesund" bezeichnet worden waren. Cussen (1971) wird ebenfalls häufig zitiert, untersuchte jedoch 747 Kinderleichen.

Tabelle 2: Angaben zur Häufigkeit des VUR bei „urologisch gesunden" Patienten, Literaturzusammenstellung. Aus heutiger Sicht sind nur die Kollektive von Jones u. Headstream (1958), Politano (1960), Cammenos (1963) und Peters et al. (1967) verwertbar.

Autor	Jahr	Fälle (n)	davon VUR (n)	Anmerkungen
Kretschmer	1916	10	3	ungeeignete Kontrastmittel
Gibson	1949	43	2	beide VUR-Fälle nicht cystoskopiet
Iannaccone u. Panzironi	1955	50	1	keine Cystoskopie; 8–10 Aufnahmen pro Cystographie!
Jones u. Headstream	1958	100	1	VUR-Fall: Blasenhalsstarre, keine Chystoskopie
Politano	1960	50	0	
Cammenos	1963	70	0	
Lich et al.	1964	26	0	alle unter 48 Std. alt, „gesund" ausreichend begründet
Köllermann u. Ludwig	1967	102	29	Auffüllen der Blase beim Cystogramm bis zur Schmerzgrenze; keine Cystoskopie
Peters et al.	1967	60	0	unreife Neugeborene, „gesund" durch neonatolog. Untersuchung begründet
Cussen	1971	747	21	Untersuchungen nur an Leichen

4.2. Bei „urologisch Kranken"

Nach der neuesten Literaturzusammenstellung von Freede (1979) fand sich bei „urologisch kranken" Patienten ein VUR in 1587/9796 Fällen = 16%. Bei Kindern mit HWI fand sich nach der Zusammenstellung von Olbing et al. (1981) ein VUR in 29 bis 50% der Fälle und zwar umgekehrt proportional zum Lebensalter. Den zitierten Zahlen sollte wohl auch nach Auffassung der Autoren nur orientierende Bedeutung zukommen. Es liegt in der Natur der Sache, daß sowohl der diagnostische Aufwand als auch die teilweise methodisch anfechtbaren Nachweismethoden die Unvergleichbarkeit der in den Literaturzusammenstellungen zitierten Arbeiten zeigen. Besonders die urologischen Grundleiden sind viel zu inhomogen, um Schlüsse auf die Bedeutung oder gar Behandlungsbedürftigkeit der gleichzeitig bestehenden VUR ziehen zu können.

4.3. In den verschiedenen Altersgruppen

Auch die Angaben zur Häufigkeit in den verschiedenen Altersgruppen sind kritisch zu sehen. So untersuchte Amar (1966) 190 Erwachsene und 60 Kinder mit Hilfe des heute verlassenen Indigocarmintests. Alle Patienten hatten urologische Symptome verschiedenster Art. Er fand bei 28/60 = 43% der Kinder und bei 26/190 = 15% der Erwachsenen einen VUR. Bei Baker et al. (1966) (588 Kinder bis 12 Jahre und 210 Erwachsene) hatten alle Patienten subvesikale Abflußhindernisse. Jones et al. (1972) untersuchten 92 Mädchen zwischen 3 und 13 Jahren mit rezidivierenden HWI. Sie fanden einen Häufigkeitsgipfel in der Altersgruppe von 3 bis 7 Jahren mit 56%, in der Altersgruppe von 8 bis 13 Jahren fand sich in 27% ein VUR. Köllermann u. Ludwig (1967) fanden ohne Cystoskopie und unter Auffüllung der Blase während des MCUG bis zu „stärkeren Schmerzen", jedoch bei als „urologisch gesund" bezeichneten 102 Kindern im Alter von 2 Tagen bis 5 Jahren in 29/102 = 28% einen VUR, davon in den Altersgruppen 0 bis 12 Monate bei 19/34 = 56% und 1 bis 5 Jahren bei 10/68 = 15%. Im eigenen Krankengut (Heising et al. 1979) fanden sich die VUR in den Altersgruppen 1 bis 3 Jahre in 14%, 4 bis 8 Jahre in 62% und 9 bis 14 Jahre in 21%.

Fast alle genannten Angaben sind wegen der fehlenden DD in primäre/sekundäre VUR, wegen lückenhafter oder heute indiskutabler Untersuchungsmethoden oder anderer Einwände wenig repräsentativ. Vor allem wurden in der Regel Kinder mit Symptomen untersucht. Bei asymptomatischen Kindern liegt die Prävalenz des VUR bei 0,5% (Olbing et al. 1981).

4.4. Die sogenannte Maturationstheorie

Unmittelbar zur altersabhängigen Häufigkeit gehört die Besprechung der sog. Maturationstheorie von Hutch (1961 b). Er bestimmte die mittlere Länge des intravesikalen Ureters bei Neugeborenen mit 5 mm, bei Erwachsenen mit 13 mm. Er schloß hieraus, daß diese Größenzunahme eine Reifung (Maturation) bedeute und damit die geringere Refluxhäufigkeit bei Erwachsenen erklärt sei, Kinder sollten deshalb möglichst selten operiert werden.

Die Größenverhältnisse wurden bestätigt (Cussen 1967 a, b), die darauf fußende „Maturationstheorie" jedoch heftig angegriffen (Politano u. Harper 1964, Tanagho et al. 1969, Lyon et al. 1969 b, 1970).

Neben dem – u. E. nicht überzeugenden – Argument einer höheren Sterberate VUR-kranker Kinder (Marshall 1961) wurden histologische Befunde herangezogen. So wurde gezeigt, daß auch mit zunehmendem Alter eine Spontanheilung dann nicht zu erwarten ist, wenn ein angeborenes muskuläres Defizit der ureterovesikalen Verbindung vorliegt (Lich et al. 1964, Peters et al. 1967, Tanagho et al. 1969, Lyon et al. 1970). Kuffer et al. (1975) hielten für das Lebensalter von 9 bis 12 Monaten eine „Maturation" für möglich, sie fanden

16

für die nachfolgenden Altersgruppen eine kontinuierliche Abnahme der VUR, die sie als Wachstumsfolge erklärten. Nach Stephens u. Lenaghan (1962) sowie King et al. (1974) ist allein die wachstumsbedingte Änderung des Verhältnisses zwischen submuköser Tunnellänge und Ureterdurchmesser refluxverhütend.

Eine aktuelle, nach eingehenden morphologischen Studien und klinischen Erfahrungen begründete Beurteilung der Maturationstheorie stammt von Gregoir u. Schulman (1974): „es ist eindeutig …, daß die Menge von muskulärem und elastischem Gewebe im terminalen Ureter mit dem Wachstum zunimmt, bis zum 10. oder 12. Lebensjahr. Diese Tatsache muß indessen eher als normales Wachstumsphänomen denn als tatsächliche Maturation angesehen werden. Es ist wohl illusorisch, sich vorzustellen, daß ein primärer Reflux auf der Basis einer angeborenen fehlerhaften Struktur durch einen einfachen Reifungsprozeß im Laufe der Jahre verschwindet. Die Langzeitbeobachtung dieses Typs von angeborenem primären Reflux beweist ganz das Gegenteil."

4.5. Bei beiden Geschlechtern

Nach einer Literaturzusammenstellung (Freede 1979) waren bei Kindern in 1696/2387 = 71% der VUR Mädchen betroffen. Dem entspricht das eigene Krankengut mit 70,7%.

Angaben für Erwachsene sind wegen der schwierigen DD primäre/sekundäre VUR problematisch. Soweit primäre VUR abzugrenzen waren, ist bei Erwachsenen in 65% bis 75% das weibliche Geschlecht betroffen (Estes u. Brooks 1970, Kemper u. Straube 1971, Baur u. Sonnenschein 1974, Heising et al. 1979).

Daß bei Kindern und Erwachsenen insgesamt zwei Drittel der VUR auf das weibliche Geschlecht entfallen, erklärten Sigel (1971) und Politano (1972) mit einer dem weiblichen Geschlecht angeborenen Schwäche der muskulären uretero-vesikalen Verbindung, die durch die unterschiedliche Differenzierung der Harn- und Geschlechtsorgane vor der Geburt bedingt sein soll.

4.6. Familiäre Häufung

Berichte über Häufung primärer VUR bei Generationsfolgen oder Geschwistern wurden wiederholt publiziert. Die bis 1974 erschienen Arbeiten wurden von Herling (1974) zusammengefaßt. Er fand bei Auswertung von insgesamt 48 Familien 32 Geschwisterpaare, davon 2 eineiige Zwillingspaare. Bei 8 Familien wurde ein VUR bei einem Elternteil und einem Kind diagnostiziert. Ein VUR bei 3 oder mehr Familienmitgliedern fand sich bei weiteren 8 Familien.

Nach Miller u. Caspari (1972) wird der VUR dominant, nach Middleton et al. (1975) wird er rezessiv X-chromosomal vererbt. Laval u. Rathert (1976) vermuteten einen Zusammenhang zwischen VUR und Histokompatibilitätsantigen HLA-A 2, Burger und Smith (1971) dagegen einen multifaktoriellen polygenen Vererbungsmodus.

Als gesichert gilt
- ein Verwandter I. Grades eines VUR-Kranken weist mit 20 bis 40 mal höherer Wahrscheinlichkeit einen primären VUR auf als der Verwandte I. Grades eines Gesunden (Heling 1974),
- bei Geschwistern von Kindern mit primärem VUR wurde in 8 bis 26% ein VUR nachgewiesen (Olbing et al. 1981).

5. Die verschiedenen pathogenetischen Deutungen bzw. Einteilungen

5.1. Hoch- und Niederdruckreflux

Die erste Unterteilung nach Drücken beruhte auf kombinierten röntgenologisch-cystomano-metrischen Untersuchungen von Hinman et al. (1962). Als „low-pressure-reflux" (Nieder-druck-VUR) definierten sie den bei einem endovesikalen Druck von bis zu 1,33 kPa (10 mm Hg) auftretenden VUR, hielten ihn jedoch für unbedeutend. King et al. (1968) stellten dem „low-pressure-reflux" den während der Miktion auftretenden „high-pressure-reflux" (Hochdruck-VUR) gegenüber und hielten beide Formen für pathologisch. Heute gilt, daß sich die „Unterscheidung in low- bzw. high-pressure-reflux als kein geeignetes Kriterium erwies, um harmlosere von schwerwiegenderen Refluxen zu unterscheiden" (Krepler 1968). Auch die Autoren, die die definitiven Drücke in den oberen Harnwegen während des VUR bestimmt hatten, maßen dem Kriterium Druck keine klinische (Hinman et al. 1962, Melick et al. 1962a, Stephens u. Lenaghan 1962), sondern allenfalls wissenschaft-liche Bedeutung oder diagnostischen Wert zu (Melchior u. Lutzeyer 1974, Wand u. Seppelt 1978).
Die Kombination von Isotopencystogramm und urodynamischer Untersuchung ist bisher nicht anwendungsreif (Behrendt et al. 1980).

5.2. Am Röntgenbefund orientierte Schemata

Primär an radiologischen Befunden orientierte Einteilungsschemata sind zahlreich veröffent-licht worden. Nicht durchsetzen konnten sich die Vorschläge von Melick et al. (1962a), Williams u. Eckstein (1965b), Smellie (1967, Abb. 18), Rolleston et al. (1970) sowie Dwoskin u. Perlmutter (1973, Abb. 19) denn:
- Melick et al. (1962a) gingen bei ihrer Einteilung in 5 Gruppen primär vom Füllungs-volumen der Blase im MCUG aus.
- Williams u. Eckstein (1965b) orientierten sich primär am Urogramm, hatten aber zahl-reiche sekundäre VUR bei kongenitalen Mißbildungen im Krankengut. Zur Operations-indikation zogen sie außerdem die Entleerungszeit des ureteralen Restharns im MCUG heran.
- Smellie (1967, Abb. 18) gab eine am MCUG orientierte Einteilung der VUR-„Höhe" in die Stadien I bis IV an, die sich ebenfalls nicht durchsetzen konnte.
- Rolleston et al. (1970) gaben eigene Schemata sowohl nach den Veränderungen im MCUG als auch nach den Veränderungen im Urogramm an. Dabei entspricht ihre Be-zeichnung „gross" im MCUG den Graden III und IV nach Heikel u. Parkkulainen (1966), „moderate" entspricht II, „slight" entspricht I. Im Urogramm entspricht „marked" einem deutlichen Parenchymverlust mit ausgeprägter NVKS-Dilatation, „moderate" entspricht einem Parenchymverlust mit nur diskreter NBKS-Dilatation, „slight" ent-spricht einer Nierengröße, die weniger als 5 mm different von der Altersnorm ist und einem weitgehend normalen NBKS.
- Dwoskin u. Perlmutter (1973, Abb. 19) orientierten sich ebenfalls mit ihrer Einteilung am MCUG, sie unterteilten in die Gruppen I, IIa, IIb, III und IV, die aber u. E. praktisch der Einteilung von Heikel u. Parkkulainen (1966) entspricht; vgl. Abb. 11–16 mit 19.
Die beiden heute international gebräuchlichen radiologischen Gradeinteilungen sind:
1. Die von Heikel u. Parkkulainen (1966), nach den im MCUG sichtbaren Befunden von Ureteren und NBKS, die in die Grade I–V eingeteilt wurden (Abb. 11–16) sowie

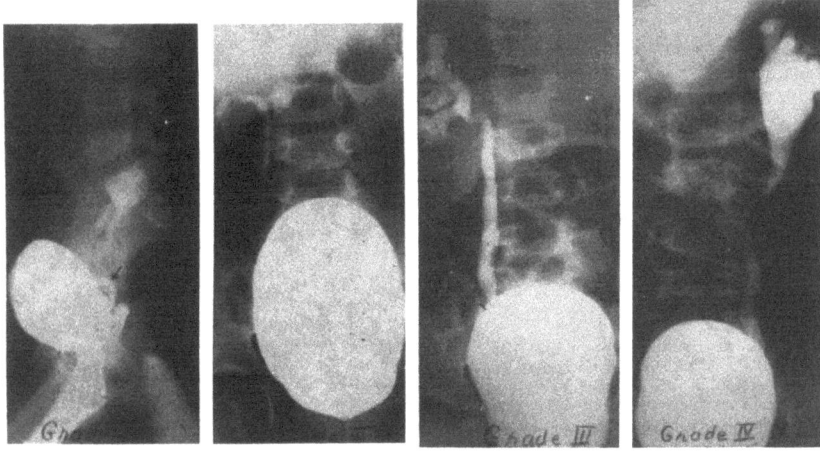

Abb. 11   Abb. 12   Abb. 13   Abb. 14

Abb. 15

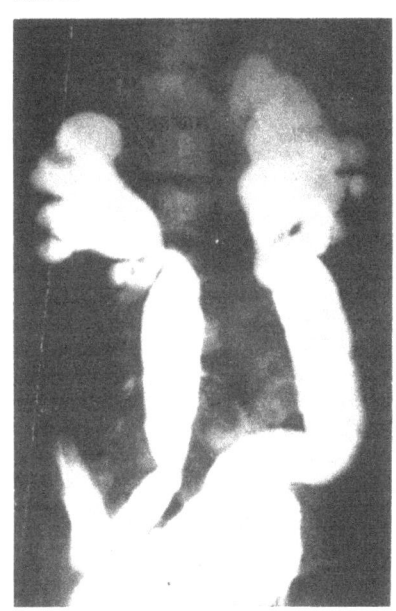

Abb. 11–15: Gradeinteilung des VUR anhand der MCUG-Befunde, aus: Heikel PE, Parkkulainen KV: Ann Radiol **9**: 37–40, 1966. Grad I (Abb. 11) = VUR in das untere Drittel des Ureters ohne Dilatation, Grad II (Abb. 12) = Füllung des gesamten Ureters und partielle oder totale Darstellung des NBKS ohne Dilatation, Grad III (Abb. 13) wie II, jedoch mit Dilatation von NBKS und Ureter, Grad IV, wie III, jedoch mit erheblicher Weitstellung des Ureters, des NBKS sowie Verplumpung einzelner oder aller Kelche. Grad V (Abb. 15) = drastische Dilatation und Verplumpung von Ureteren und Nierenbeckenkelchsystem bzw. Kelchen, gleichbedeutend mit Parenchymschwund.

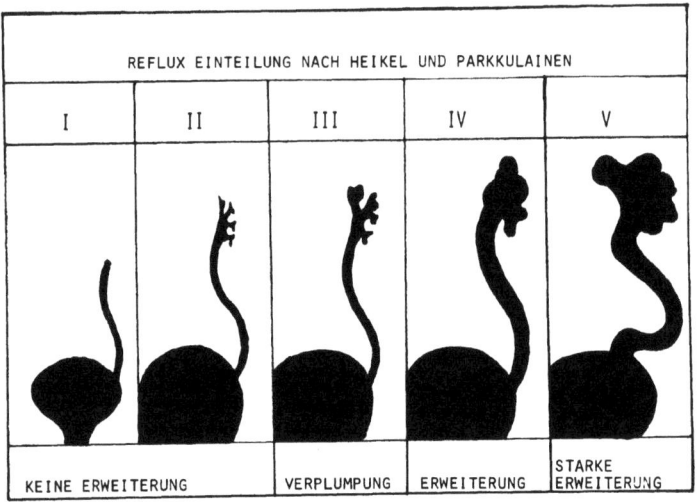

Abb. 16: Schema der Refluxgrade von Heikel u. Parkkulainen (1966), Bild **Dr.** G. Benz-Bohm mit freundlicher Erlaubnis.

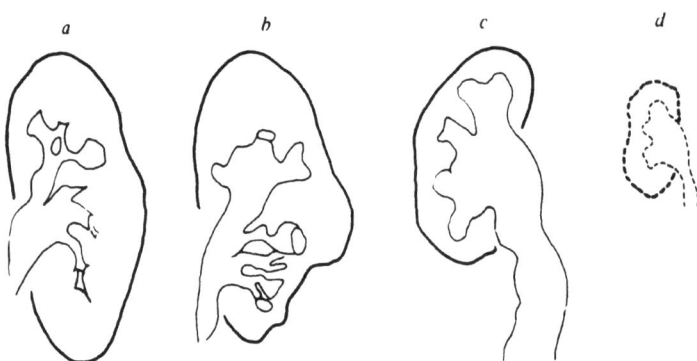

Abb. 17: Urographischer Nierenstatus beim VUR, Schema.
Aus: Smellie JM, Normand IC: Arch Dis Child **50:** 581–585, 1975; mit freundlicher Erlaubnis von J. Smellie und Springer-Verlag.
Abb. 16 und 17 zeigen die heute gebräuchlichen Stadieneinteilungen anhand des MCUG (Abb. 16) sowie des Urogramms (Abb. 17).

2. die von Smellie et al. (1975) nach den im Urogramm sichtbaren Graden a bis d der Ureterdilatation und Nierenparenchymvernarbung (Abb. 17).

Unter Vorgriff auf die Kapitel über konservative und operative Therapie gilt: obwohl eine Behandlungsindikation gleich welcher Art niemals aufgrund eines radiologischen Befundes

20

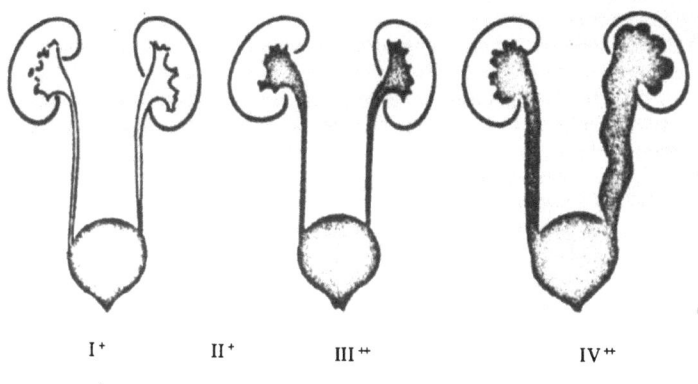

I^+ II^+ III^{++} IV^{++}

$^+$ nur bei Miktion $^{++}$ bei Miktion und Ruhetonus

Abb. 18: Gradeinteilung des VUR nach den MCUG-Befunden; I = minimal, II = erreicht NBKS bei Miktion, III = erreicht NBKS während Güllung, IV = alle Formen der Dilatation von Ureter und NBKS. Aus: Smellie JM, Normand IC: Arch Dis Child **50:** 581–585, 1975, entspricht der bereits 1967 von Smellie ohne Abbildungen angegebenen Einteilung. Mit freundlicher Erlaubnis von J. Smellie und Springer-Verlag.

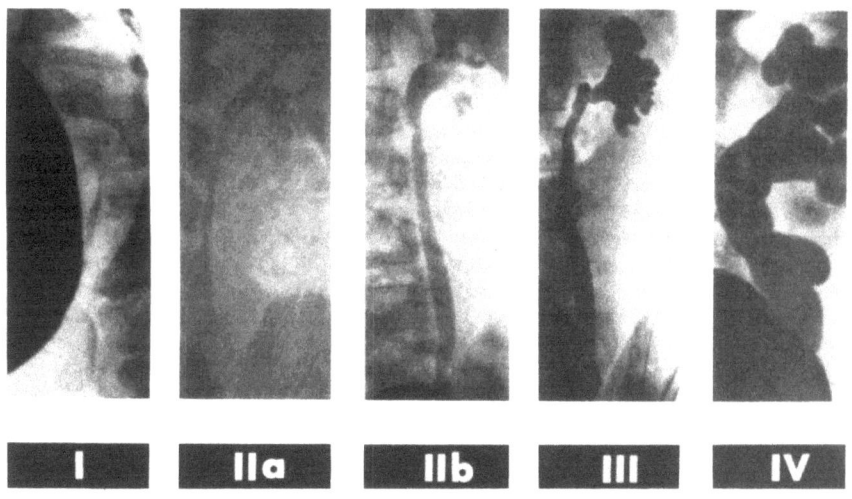

Abb. 19: Gradeinteilung des VUR nach den MCUG-Befunden weitgehend identisch mit der Graduierung nach Heikel u. Parkkulainen (1966).
Aus: Dwoskin J, Perlmutter AD: J Urol **109:** 888–890, 1973; mit freundlicher Erlaubnis von J. Dwoskin, A Perlmutter u. Williams u. Wilkins, Baltimore.

allein gestellt werden kann, hat sich die am MCUG orientierte Einteilung nach Heikel u. Parkkulainen (1966, Abb. 11–16) als sehr zuverlässig für die Indikation zur Ausführung oder Unterlassung einer ARP erwiesen.

Die graduierende Bewertung der Nierenparenchymdestruktion im Urogramm anhand des Schemas nach Smellie et al. (1975, Abb. 17) trägt zusammen mit der seitengetrennten OIH-Clearance erheblich zur Indikationsstellung der Nephroureterektomie, in geringerem Maße auch zur Indikationsstellung der ARP bei. Deshalb haben beide Graduierungen einen über das rein Deskriptive hinausreichenden Stellenwert erlangt.

Der Röntgenbefund „intrarenaler Reflux" (IRR) hat dagegen wegen seiner noch diskutierten Dignität und seines methodisch nicht ganz einfachen Nachweises bisher keinen besonderen Stellenwert bzgl. einer evtl. Therapie.

5.3. Okkulter Reflux

Dieser Begriff (Hutch et al. 1963) bezeichnet nicht objektivierbare Verdachtsfälle. Sie sind vorstellbar, da die Röntgendiagnostik durch die Strahlenbelastung limitiert ist. Köllermann et al. (1978) meinten, den Nachweis solcher Fälle durch den bilateralen Ureterenkatheterismus nach „Blasenauswaschtest" erbringen zu können und aufgrund solcher bakteriologischer Befunde die evtl. Operationsindikation stellen zu dürfen. Dieses Vorgehen ist nicht akzeptabel (u. a. Sigel u. Schrott 1978a). Auch Köllermann (1979) konnte nicht überzeugend zeigen, daß die nach „Blasenauswaschtest" festgestellte supravesikale HWI tatsächlich aszendierend, also VUR-bedingt und nicht deszendierend entsteht.

5.4. Infizierter und steriler Reflux

VUR kommen in ca. zwei Drittel der Fälle mit HWI, in einem Drittel als sterile VUR vor. Die HWI kann nicht allein Indikation zur operativen oder konservativen Behandlung sein. Eine operative Behandlung steriler VUR wurde von Fritjofsson u. Sundin (1966) sowie Köllermann et al. (1978) abgelehnt, da der sterile VUR keine negativen Folgen habe. Stephens (1972) machte die Operationsindikation bei sterilem VUR von der Verschlechterung der Nierenfunktion, Orikasa et al. (1978) machten sie von der Nierengröße abhängig. Dagegen führten Williams u. Eckstein (1965b) und King et al. (1968) die von ihnen beobachteten zunehmenden Nierenschädigungen beim sterilen VUR auf die wiederholten unphysiologischen Drucksteigerungen im NBKS während des VUR zurück (sog. „Wasserhammereffekt"). Von Williams u. Eckstein (1965b) wurden 4 kPa (30 mm Hg) gemessen. Dem entsprachen Bailey (1973), Servadio (1975) und Sigel u. Schrott (1978b). Salvatierra u. Tanagho (1977) berichteten über zehn Patienten, bei denen es wegen eines beidseitigen VUR zum Nierenversagen kam. Wie noch gezeigt wird (vgl. 7.1. Folgen der Begleitinfektion) kann zur Zeit die Bedeutung der HWI beim VUR noch nicht eindeutig beurteilt werden. Einigkeit besteht darüber, daß ein durch therapieresistente HWI komplizierter VUR behoben werden muß.

5.5. Primärer und sekundärer Reflux

Tanagho u. Pugh (1963), Tanagho u. Hutch (1965) sowie Tanagho et al. (1968a, 1968b, 1969) konnten an Versuchstieren und an Operationspräparaten von Menschen nachweisen, daß die Mehrzahl der VUR auf einer angeborenen Hypoplasie der uretero-trigonalen Mus-

22

kulatur beruht (vgl. 2.2. Pathologische Anatomie und Physiologie). Die darauf beruhenden VUR wurden als primäre VUR bezeichnet (Tanagho u. Hutch 1965). Wie schon ausgeführt, bezeichnet der Begriff „Hypoplasie der uretero-trigonalen Verbindung" sowohl ein Defizit sämtlicher als auch einzelner muskulärer Strukturen.

Diesem angeborenen primären VUR wurde von seinen Erstbeschreibern der symptomatische als sog. sekundärer VUR gegenübergestellt (Tanagho u. Hutch 1965).

Als sekundäre VUR bezeichnet man demnach alle symptomatischen Formen, seien sie entzündlich (z.B. Cystitis, Tuberkulose), kongenital (dystoper Ureter, Ureterocele), neurogen (Spina bifida, neurogene Blasenentleerungsstörungen anderer Genese) oder iatrogen (z.B. Ostiumdachschlitzung, Tumorresektion) bedingt. Die Therapie sekundärer VUR muß kausal sein.

5.6. Zusammenfassende Beurteilung der Einteilungsschemata

Einteilungsversuche oder gar Behandlungsindikationen, die auf Einzelsymptomen wie Infektion, Röntgen, Druck in der Blase oder im Nierenbecken, Ergebnis des „Blasenauswaschtests" beruhen, sind wenig sinnvoll. Allerdings haben die radiologischen Gradeinteilungen des VUR nach Heikel u. Parkkulainen (1966) und Smellie et al. (1975) einen weit über das deskriptive hinausgehenden klinischen Stellenwert erhalten.

Wesentliche klinische Erfolge waren erst durch die ätiologisch orientierte Auffassung, daß der VUR in einer primären, anatomisch bedingten angeborenen und einer sekundären, durch andere Grundleiden hervorgerufenen Form vorliegt, möglich. Der sekundäre VUR kann damnach angeboren oder erworben sein.

Wahrscheinlich erlangen das Fehlen oder das Vorliegen eines IRR an Gewicht.

6. Ursachen des vesiko-ureteralen Refluxes

Primäre VUR

Ursache des primären VUR ist die muskuläre Insuffizienz des gesamten uretero-trigonalen Übergangs oder einzelner seiner Teile, dies wurde bereits dargestellt (2.2. Pathologische Anatomie und Physiologie und 5.5. Primärer und sekundärer Reflux).

Angeborene sekundäre VUR

Angeborene sekundäre VUR kommen bei gleichzeitigen distalen Abflußhindernissen wie Harnröhrenklappen des Knaben (Abb. 20–21), bei neurogenen Blasenentleerungsstörungen (Abb. 22–24), bei Megaureteren sowie bei gleichzeitiger Doppelanlage und Ureterocele (Abb. 25–27) vor. Die häufigkeit des VUR in Ureterocelen wird häufig unterschätzt, sie beträgt z.B. nach Lundin u. Riggs (1968) 42%. Ob es sich beim VUR, der bei einem gleichzeitigen infravesikalen Hindernis besteht, um eine primäre oder sekundäre Form handelt, ist umstritten. Sigel (1971) sieht VUR und subvesikale Abflußhinderung grundsätzlich als verschiedene Krankheiten an. Für die Harnröhrenklappen des Knaben und für die Formen der neurogenen Blase mit erhöhtem Auslaßwiderstand wird man diese streng schematische Trennung nicht aufrecht erhalten können. Auch die recht häufigen Meatusstenosen des Mädchens scheinen zu können – allerdings nur leichtere – VUR verursachen oder unterhalten zu können: die eindeutigen Ergebnisse der alleinigen Beseitigung distaler Abflußhindernisse (vgl. Tab. 7 und 8) bei VUR der Grade I und II lassen keinen anderen Schluß zu. Der sekundäre VUR bei neurogenen Blasenentleerungsstörungen ist bei Kindern in 86% durch eine Spina bifida cystica bedingt (Seiferth 1976). Sakrale Agenesie, spinale Tumoren und Verletzungen sind im Kindesalter dagegen selten. Die meisten neurogenen Blasenentleerungsstörungen sind Mischformen der Grundtypen „upper" und „lower motor neuron lesion".

Bei der „upper motor neuron lesion" – Schädigung oberhalb des Sakralmarkes – fehlt die zentrale Hemmung der vorwiegend parasympathischen Innervation des M. detrusor vesicae, so daß die Blase nur noch vom sakralen Miktionszentrum innerviert wird. Dieser Reflex hat keine Feinkoordination mehr. Es kommt so zu unkontrollierten Kontrakturen des M. detrusor vesicae bei gleichzeitiger Beckenbodenspastik. So entsteht ein infravesikaler Widerstand, der nach Hypertrophie des M. detrusor vesicae zur sog. Balkenblase führt. Gleichzeitig besteht ein erheblich gestörter Stoffwechsel des M. detrusor vesicae (Shishito et al. 1964). Die Folge ist ein Kapazitätsverlust der Blase bei gleichzeitiger intravesikaler Druckerhöhung. Die Detrusor-Hyperaktivität führt letztlich zu einer Kürzung des intramuralen Harnleiterabschnittes (Hutch 1952). Die Annahme, allein die Erhöhung des Blaseninnendruckes könne Ursache eines sekundären VUR sein (Lich et al. 1962), erscheint nicht ausreichend begründet.

Bei der „lower motor neuron lesion", also der Unterbrechung des spinalen Miktionsreflexbogens, liegt ein vollständiger Ausfall der nervalen Versorgung der Blase vor, wodurch ein sekundärer VUR entstehen kann. Meist besteht eine erhöhte Blasenkapazität bei hoher Restharnmenge ohne wesentliche intravesikale Druckerhöhung. Die Harnblase kann durch Ausdrücken entleert werden, wobei wiederum ein passagerer VUR auftreten kann.

Erworbene sekundäre VUR

Aufgrund vielfacher klinischer Erfahrungen kann u. E. kein Zweifel daran bestehen, daß eine unspezifische oder spezifische Blasenentzündung sekundäre VUR unterhalten kann (Abb. 28–31). Entsprechende Tierversuche (Bumpus 1924, Auer u. Seager 1937, Schoen-

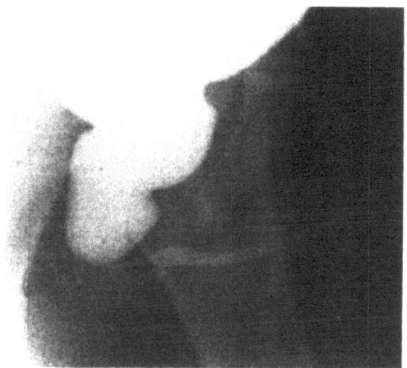

Abb. 20[1]

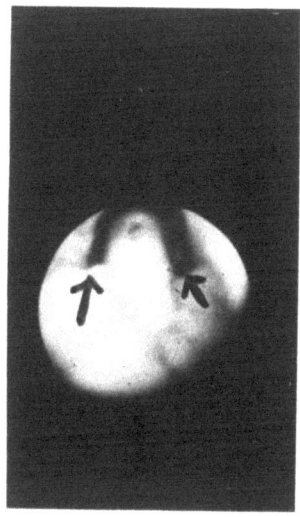

Abb. 21a

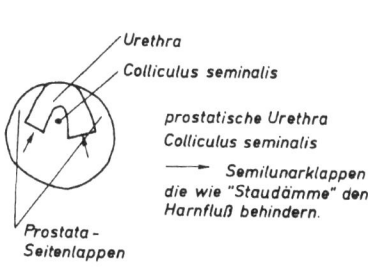

Urethra
Colliculus seminalis

prostatische Urethra
Colliculus seminalis

→ Semilunarklappen
die wie "Staudämme" den
Harnfluß behindern.

Prostata -
Seitenlappen

Abb. 21b

Abb. 20 und 21: 11jähriger Knabe (Y., I.).
Urethralklappen im MCUG (Abb. 20) und endoskopisch (Abb. 21a) gut sichtbar. Im vorliegenden Fall bestand nur ein sekundärer VUR Grad II, 6 Monate nach Klappenresektion o. B. Die scheinbare Diskrepanz zwischen der erheblichen, typischen Ballonierung der supravalvulären Urethra (Abb. 20) und dem scheinbar geringgradigen morphologischen Substrat (Abb. 21a) ist für Urethralklappen typisch.

[1] Aufnahme Dr. G. Benz-Bohm, Leiterin der Kinderradiologie des Radiologischen Instituts der Univ. Köln (Direktor: Prof. Dr. G. Friedmann), mit freundlicher Erlaubnis von G. Benz-Bohm und G. Friedmann.

25

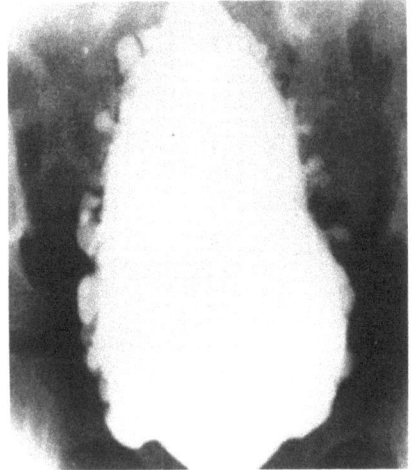

Abb. 22[1]

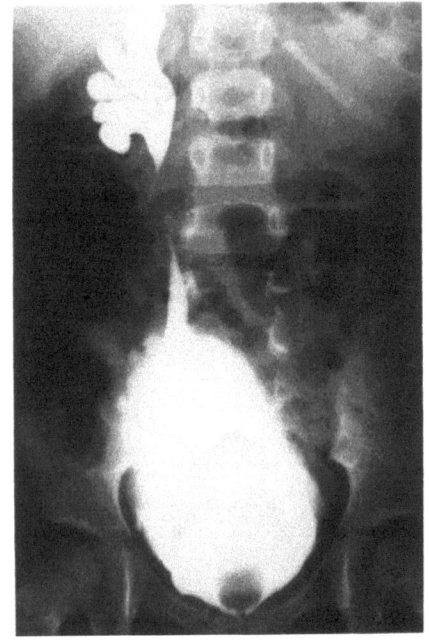

Abb. 23[1]

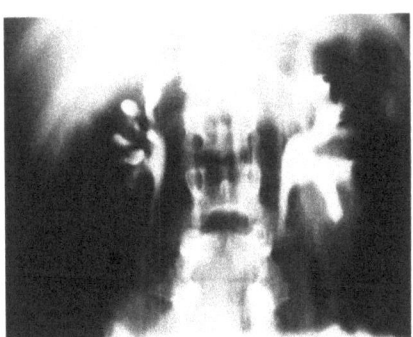

Abb. 24[1]

Abb. 22–24: 4 jähriges Mädchen (S. A.).
Sekundärer VUR bei neurogener Blase vom Typ der upper motor neuron lesion, Grundleiden Spina bifida cystica. Im MCUG bei Füllung (22) charakteristische Trabekulierung und „Christbaumform", bei weiterer Füllung (23) VUR IV–V rechts. Im Urogramm (24) 10 min nach Inf. Kelchverplumpung Grad c nach Smellie et al. (1975, Abb. 17) rechts und Grad a links. In der Folge Ileum-Conduit wegen zunehmender Niereninsuffizienz.

---

[1] Aufnahme Dr. G. Benz-Bohm, Leiterin der Kinderradiologie des Radiologischen Instituts der Univ. Köln (Direktor: Prof. Dr. G. Friedmann) mit freundlicher Erlaubnis von G. Benz-Bohm und G. Friedmann.

26

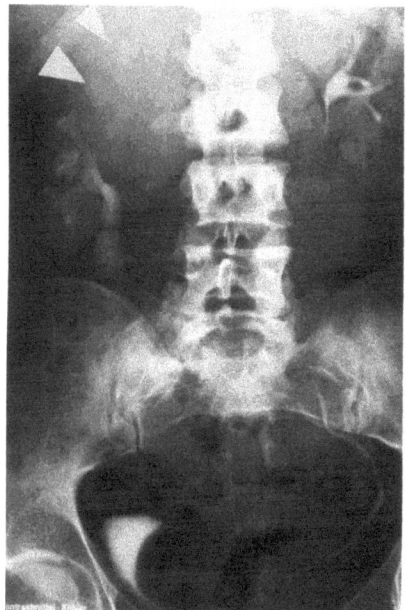

Abb. 25

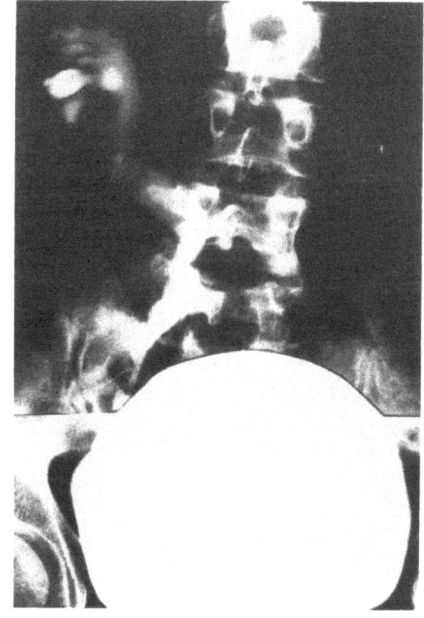

Abb. 26

Abb. 27

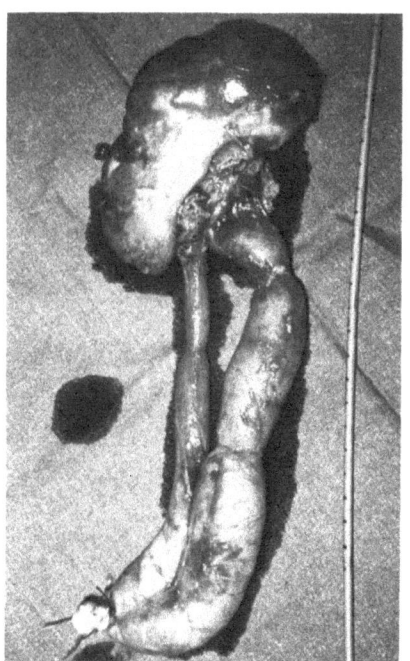

Abb. 25–27: 34jährige Frau (B. T.).
Anamnestisch rezidivierende Pyelonephritis
rechts, im Urogramm (25) Doppelanlage rechts
bei Ureterocele rechts (!), unteres Nierensegment weniger gestaut als oberes NBKS (Pfeile).
Im MCUG (26, Fotomontage) VUR III des rechten unteren Nierensegments. OIH-Clearance:
beide rechtsseitigen Nierensegmente zusammen
90 ml/min = 7%, in der Folge Nephroureterektomie (27).

27

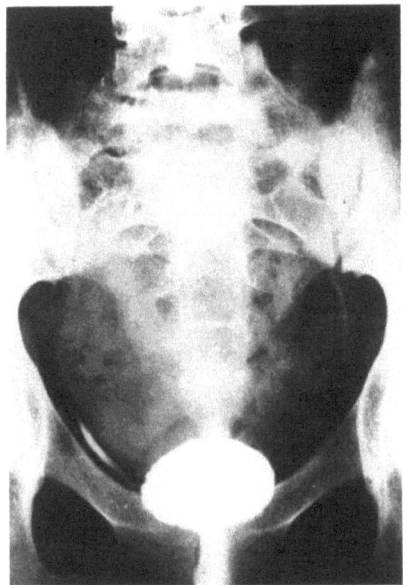

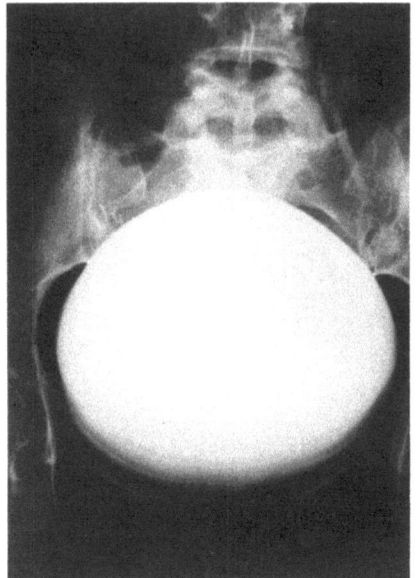

Abb. 28   Abb. 29

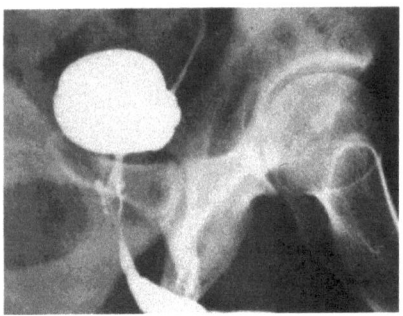

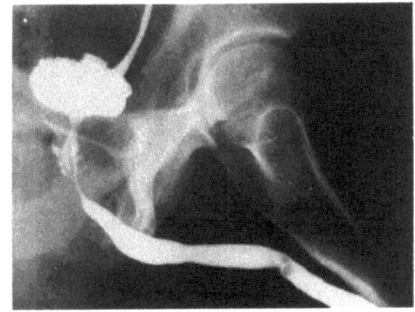

Abb. 30   Abb. 31

Abb. 28–31: Sekundäre VUR bei unspezifischer (Abb. 28) und spezifischer tuberkulöser Cystitis (Abb. 29–31). Abb. 28 zeigt das MCUG eines 11jährigen Mädchens (N., M.) mit VUR Grad I beidseits bei schwerer hämorrhagischer Cystitis, nach konservativer Therapie o. B. Abb. 29: 36jährige Frau (B., F.), VUR Grad I–II im MCUG bei Uro-Tbc, nach Antituberkulotika o. B. Abb. 30 und 31: 35jähriger Mann (B., H.); im MCUG vor (Abb. 30) und nach (Abb. 31) antituberkulotischer Therapie, VUR Grad II. Unter Antituberkulotika nicht geheilt, später Ileum-Blase.

28

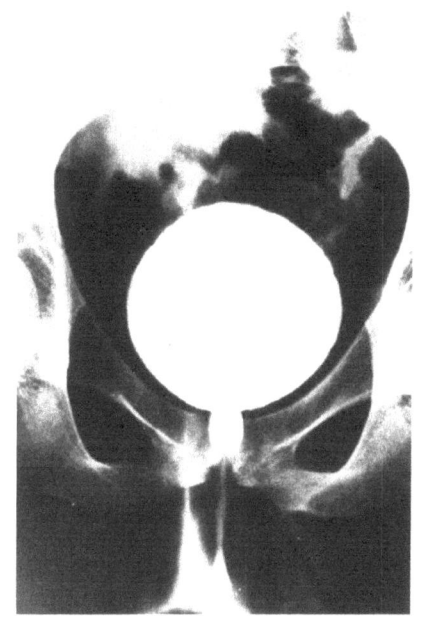

Abb. 32

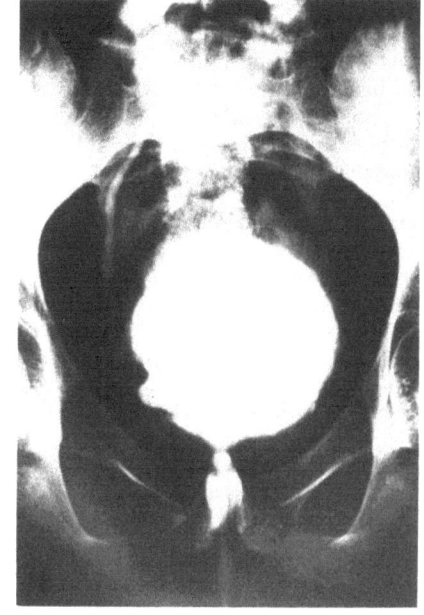

Abb. 33

Abb. 34

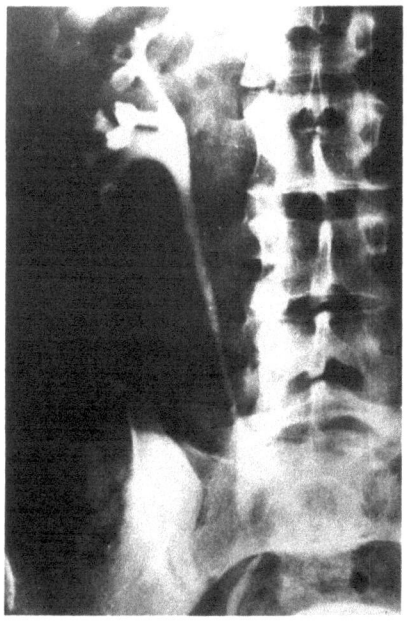

Abb. 32–34: 45jähriger Mann (B., W.).
Sekundärer VUR II nach Elektroresektion eines
papillären Blasen-Ca. (Abb. 33 und 34), präoperativ kein VUR (Abb. 32).
Jetzt 9 Monate p. op. gleicher Befund wie Abb.
34, Clearance o. B., infekfrei, beschwerdefrei.

berg et al. 1964, Kaveggia et al. 1966) und klinische Untersuchungen (Gregoir u. Schulman 1974, Sökeland et al. 1969) zeigten, daß hierbei die entzündliche Infiltration des submukösen Ureteranteils und das Begleitödem der gesamten Blasenmucosa primär auslösendes Element für einen sekundären VUR sind. Noch eingehendere Betrachtungen zum Kausalzusammenhang, wie z.B. die Frage, ob durch das Ödem zwischen Blasenmucosa und Muscularis die uretero-vesikale Verbindung von ihrer Unterlage abgehoben würde, ob der intravesikale Harnleiterabschnitt insgesamt verkürzt bzw. im Verlauf abgeflacht würde oder ob eine Aufhebung der Beweglichkeit des submukösen Harnleiterabschnittes durch die entzündlichen Wandveränderungen aufträte (Sökeland et al. 1969) sind dagegen mehr spekulativer Art.

Symptomatische VUR, die auf primär gesunde Nieren treffen wie z.B. sekundäre VUR bei Prostataadenom, bei gonorrhoeischer Harnröhrenstriktur, bei Blasencarcinom, interstitieller Cystitis, Strahlencystitis oder Bilharziose sollen nur erwähnt werden.

Auch iatrogene VUR sind erworbene sekundäre VUR. War früher die Ureterocelen- und Ostiumschlitzung bei intramuralen Harnleitersteinen hier als Ursache führend (McAdam u. James 1967, Nuhmi u. Yloenen 1975), so dürfte heute quantitativ der sekundäre VUR nach Resektion von Blasentumoren (Abb. 32–34) im Vordergrund stehen.

Die Bedeutung solcher iatrogener VUR dürfte nicht allzu hoch einzuschätzen sein, da im Normalfall primär gesunde Nieren bei älteren Patienten betroffen sind. Eine refluxbedingte passagere Pyelonephritis ist meist leicht zu behandeln.

7. Folgen des vesiko-ureteralen Refluxes

Der Druckausgleich zwischen Blase und oberen Harnwegen und der Übertritt von ggf. infiziertem Urin in die oberen Harnwege während des VUR verursachen dessen sämtliche „klinischen" Folgen. Das Ausmaß VUR-bedingter Symptome bzw. Erkrankungen reicht von „harmlosen", dumpfen Flankenschmerzen während der Miktion über die zweizeitige Miktion, rezidivierende, gut zu behandelnde HWI, rezidivierende „Reflux-Pyelonephritiden", pathologisch-anatomisch nachweisbaren Deformierungen des Nierenbeckenkelchsystems ohne oder mit segmentalen Parenchymdestruktionen bis hin zur dekompensierten Niereninsuffizienz auf dem Boden eines entsprechend ausgeprägten, refluxbedingten Parenchymuntergangs. Wie lang diese Befundkette im Einzelfall wird, hängt in besonderem Maße von folgenden Fragen ab:

— besteht eine Infektion?
— besteht ein IRR und welche Bedeutung hat er?
— muß überhaupt oder kann noch behandelt werden?

Während die letzten Fragen zur Therapie noch behandelt werden (vgl. 10. Therapie), soll auf die ersten beiden Punkte hier näher eingegangen werden.

7.1. Folgen der Begleitinfektion

Auch ein steriler VUR schädigt wahrscheinlich die Niere durch den rezidivierenden Druckausgleich zwischen Blase und NBKS zumindest langfristig unabhängig davon, ob eine Begleitinfektion besteht oder nicht (u.a. Hodson u. Edwards 1960, Hutch u. Smith 1969, Olbing et al. 1981). So waren bei sterilen VUR radiologische (Hodson 1972) und histologische (Winterborn u. France 1972) Befunde, die denen der „Refluxnephropathie" entsprechen, nachweisbar. Ein vermindertes Nierenwachstum auch bei sterilen VUR wurde u.a. von Redman et al. (1974) und Aperia et al. (1976) berichtet. Auch Williams u. Eckstein (1965a, b) sowie King et al. (1968) fanden zunehmende Nierenschädigungen auch bei sterilen VUR als Folge der rezidivierenden Druckerhöhung im NBKS. Salvatierra u. Tanagho (1977) berichteten über zehn Fälle dekompensierter Niereninsuffizienz bei doppelseitigen sterilen primären VUR. Auch Hutch u. Smith (1969) fanden bei 4/45 = 10% sterilen VUR Nierennarben, bei infizierten VUR betrug die Rate 85/280 = 30%; sie plädierten deshalb auch für die ARP bei sterilen VUR.
Nach Smellie (1967), Kelalis (1971) sowie Lyon (1973) beeinflußt ein steriler VUR das Nierenwachstum nicht. Auch Fritjofsson u. Sundin (1966) und Köllermann et al. (1978) lehnten die operative Behandlung des sterilen VUR ab, da dieser keine negativen Folgen für die gleichseitige Niere habe.
Die neueren kindernephrologischen Arbeiten betonen, daß die Bedeutung einer gleichzeitigen HWI beim VUR nach wie vor nicht eindeutig zu bewerten ist. Allerdings wurden „neue" Nierennarben nur bei gleichzeitiger HWI gesehen (Rolleston et al. 1974, 1975, Edwards et al. 1977). Auch die Progredienz der Refluxfolgen ist bei infizierten Fällen offenbar stärker. So berichteten Aperia et al. (1976) über 30 VUR bei Kindern; waren diese durch eine HWI kompliziert, so fand sich radiologisch eine gegenüber der Altersnorm geringere Menge an Nierenparenchym und eine Verringerung der GFR. Orikasa et al. (1978) fanden bei 16% der Kinder- und 36% der Erwachsenennieren mit VUR bei infizierten und nicht infizierten Fällen gegenüber der gesunden Seite ein radiologisch bestimmtes Minderwachstum.

Wichtig sind ferner folgende, zum Teil schon erwähnte tierexperimentelle Befunde:
- Ransley et al. (1978) erreichten bei Schweinen in keinem Fall refluxbedingte segmentale Parenchymdestruktionen, solange der Harn steril war.
- Corriere et al. (1969) konnten zeigen, daß bei der Ratte ^{14}C-markierte E. coli bereits eine Stunde nach Instillation in die Harnblase das Nierenparenchym erreicht hatten und dort 28 Tage nachweisbar waren.
- durch Instillation virulenter E. coli in die Rattenblase konnten schwere Pyelonephritiden erzeugt werden (Cotran et al. 1963a, 1963b, Mahoney u. Persky 1963).
- da bei gleichzeitiger Ureterligatur keine Pyelonephritiden auftraten (Vivaldi et al. 1959) handelt es sich um Keimaszension.
- beim Meerschweinchen, das ja fast nie einen „spontanen" VUR zeigt, wurden bei gleicher Versuchsanordnung keine Pyelonephritiden gesehen (Sunshine 1964).

Eine allgemein gültige Aussage zur Bedeutung der HWI beim VUR ist also streng genommen noch nicht möglich. Die einzige diesbezügliche Studie mit statistischer Absicherung fand keinen signifikanten Unterschied zwischen sterilen und infizierten VUR (Edwards et al. 1977).

Einigkeit besteht im Schrifttum aber darüber, daß ein durch medikamentenresistente HWI komplizierter VUR behoben werden muß, da die Mehrzahl der nicht obstruktiven Pyelonephritiden durch aszendierende HWI entsteht (u.a. Lenaghan et al. 1976).

7.2. Folgen des intrarenalen Refluxes

Kontrastmittelübertritte vom NBKS in Sammelrohre, Tubuli bzw. Parenchym sind während des vesiko-renalen Refluxes bei Mensch und Versuchstier beschrieben worden (Brodeur et al. 1965, Amar 1970, Maling u. Rolleston 1974, Ransley et al. 1978). Ein Zusammenhang zwischen IRR und Nierenparenchymschäden ist beim Menschen sehr wahrscheinlich, aber noch nicht bewiesen. So untersuchten Rolleston et al. (1974, 1975) 564 refluxpositive Ureteren von 386 Patienten zwischen 3 und 48 Jahren. Sie fanden einen IRR bei 10/144 Kindern im Alter von 0–12 Monaten in 12 Nieren und bei 6/97 Kindern im Alter von 12–48 Monaten in 8 Nieren, also insgesamt in 20/564 = 3,5% der Nieren mit VUR. Bei „leichteren" VUR – d.h. nach Rolleston et al. (1970): VUR nur im nicht erweiterten Ureter, also vergleichbar Stadium II der Internationalen Klassifikation – fand sich natürlich kein IRR. Von den 20 Nieren mit IRR waren 9 schwer geschädigt – nach Rolleston et al. (1975): „renal damage"[1].

In 8 dieser 9 schwer geschädigten Nieren war die Parenchymdestruktion in dem Nierenareal aufgetreten, das einen IRR gezeigt hatte. 18 der 20 Nieren mit IRR konnten 1–10 Jahre lang nachuntersucht werden, darunter 7 der 9 Nieren, die primär Parenchymdestruktionen gezeigt hatten. Bei 2 dieser 7 Nieren mit initialer „renal damage" hatten deren Ausmaß zugenommen, und zwar im gleichen Nierenbereich. Bei den verbleibenden 5 von 7 primär destruierten Nieren war eine ARP vorgenommen worden, die Parenchymdestruktion war unverändert. Von den 11 Nieren, die primär IRR, aber keine Parenchymdestruktion gezeigt hatten, zeigten 4 jetzt Parenchymdestruktion in dem Nierenareal mit IRR. Insgesamt zeigten also 13/20 = 65% der Nieren, die initial IRR gezeigt hatten, primär (n = 9) oder bei den Folgeuntersuchungen (n = 4) deutlichen Parenchymdestruktion am Ort des IRR. Von diesen 13 Nieren hatten 11 primär einen schweren VUR – bei den Autoren „ausgeprägte Erweiterung des NBKS mit Kelchektasien", also Heikel u. Parkulainen IV bzw. V – und nur 2 einen mittelschweren VUR (Grad II).

---

[1] "focal loss of kidney substance and papillary damage and/or diminished total renal size".

32

Smellie et al. (1975) fanden bei gezielter Suche nach IRR im MCUG von 94 Kindern mit chronischer Pyelonephritis oder/und VUR im NBKS mit Dilatation (Grad IV) nur 2 IRR. Bei weiteren 18 Kindern mit schweren VUR ergab die gezielte Suche mit ausgedehnterer Röntgendiagnostik keinen IRR.

Rose et al. (1975) fanden bei 15/150 = 10% der VUR auch einen IRR. Davon zeigten 4 während zwei- bis vierjähriger Nachuntersuchung Parenchymdestruktionen. Bei 3 dieser 4 Patienten war die Parenchymdestruktion im Alter von unter 2 Monaten schon vorhanden. Sie schlossen daraus, daß ein IRR keineswegs zwangsläufig Parenchymdestruktionen verursache, diese seien vielmehr Ausdruck einer angeborenen Minderqualität der Niere; sie stehen mit dieser Ansicht bisher allein.

Auf die Prädilektionsstellen eines IRR im NBKS (konkave und plane Papillen) wurde von Tamminen u. Kaprio (1977) und Ransley et al. (1978, Abb. 35) nach tierexperimentellen Befunden am Schwein hingewiesen. Auch beim Menschen scheint diese „papilläre Dysplasie" die obere und untere Kelchgruppe zu betreffen und damit Prädilektionsstelle für IRR und Parenchymdestruktion zu sein (Sigel et al. 1980).

Ein Kausalzusammenhang zwischen IRR und Parenchymdestruktion konnte allerdings auch tierexperimentell nicht gezeigt werden.

Morgan et al. (1976) konnten zwar an Ratten IRR erzeugen, ihre Versuchsanordnung war jedoch unphysiologisch (Kompressionsdruck der Blase 6,9 kPa = 52 mm Hg = zehnfacher Miktionsdruck der Ratte). Die IRR wurden bei abgeklemmter Urethra erreicht, den Röntgenbildern nach handelt es sich u. E. um Fornixrupturen, jedoch keine IRR. Dieses Vorgehen würde beim Menschen Miktionsdrücken von 120–173 kPa (900–1300 mm Hg) und intrapelvinen Drücken von 27 kPa (200 mm Hg) entsprechen. Auf die ebenfalls unphysiologische Versuchsanordnung von Freeman et al. (1978) wurde bereits hingewiesen. Ransley et al. (1978) fanden beim Schwein IRR bei intrapelvinen Drücken von 2–5,3 kPa (20–53 cm H2O), die druckunabhängig (!) auftraten. Sie fanden nach sterilen VUR und IRR unabhängig von der Druckhöhe keine Nierennarben. Deren Voraussetzung war vielmehr die Koinzidenz von IRR und HWI.

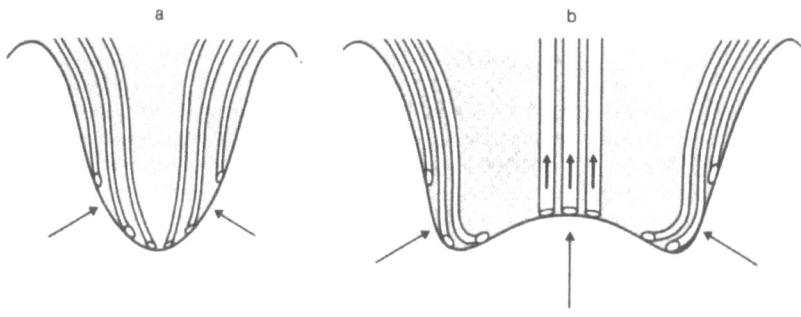

Abb. 35: Nach Ransley et al. (1978) sind die Bereiche der konkaven und planen Papillen im NBKS (b) im Gegensatz zu den Bereichen konvexer Papillen (a) Prädilektionsstellen des intrarenalen Refluxes. Aus: Olbing H, Mellin P, Tamminen T, Levitt SB, Weiss R: Urologe A **20**: 107–115, 1981; mit freundlicher Erlaubnis des Springer-Verlages.

Hodson et al. (1975a) benutzten ebenfalls pathologische Drücke im NBKS des Schweins, die sie durch Urethrastriktur erzwangen, um bei sterilem VUR Nierennarben zu erzeugen. Allerdings waren hier bei VUR und gleichzeitigem Blaseninnendruck bis 4,6 kPa (35 mm Hg) keine IRR, über 6 kPa (45 mm Hg) Blaseninnendruck regelmäßig IRR zu beobachten. Nur bei längerem Bestehen dieser Versuchsbedingung traten auch ohne HWI Parenchym-destruktionen auf, die als „severe fibrosis in the kidney segment involved extending from the subcapsular surface to the papillary tip" beschrieben wurden. Dagegen konnte ein leichterer IRR („minor degrees") monatelang bestehen, ohne Nierenveränderungen zu verursachen.

7.3. Die VUR-assoziierte Hypertonie

Die Frage, ob eine VUR-assoziierte Hypertonie auftreten kann oder muß, ist bisher nicht eindeutig zu beurteilen.
Es zeigen sich folgende tendenzielle Befunde:
- das gehäufte Auftreten einer VUR-assoziierten Hypertonie ist auch bei vorhandenen Nierennarben nicht nachweisbar.
- bestehen Nierennarben, so ist ein VUR bei Kindern signifikant häufiger als bei urographisch normalen Nieren mit 38% bzw. 13% zu erwarten (Bachmann et al. 1980).
- vorhandene Nierennarben sind andererseits conditio sine qua non für die Entwicklung einer VUR-assoziierten Hypertonie.
- darüber hinaus scheint eine chronische terminale Niereninsuffizienz für den VUR-assoziierten Hypertonus Voraussetzung zu sein.
- besteht eine Refluxnephropathie, also ein Spätstadium, so ist in 10–20% mit einer Hypertonie zu rechnen (Bachmann et al. 1980). Das Risiko, an einer Hypertonie zu erkranken, ist damit zehnfach höher als bei einer gesunden Vergleichsgruppe.
- bestehen Nierennarben ohne VUR, so ist in 20% mit einer Hypertonie zu rechnen (Smellie et al. 1975, Bachmann et al. 1980).
- die oft mit einer erheblichen Hypertonie einhergehende sog. Ask-Upmark-Niere ist dagegen nach Benz et al. (1976) und Arant et al. (1979) Folge eines IRR und keine kongenitale Erkrankung sui generis.

7.4. Folgen sekundärer vesiko-ureteraler Refluxe

Die Folgen erworbener sekundärer VUR sind im allgemeinen wenig schwerwiegend, da hier im Regelfall eine bis dahin gesunde Niere betroffen wird. Liegen angeborene sekundäre VUR bei anderen koinzidenten Mißbildungen vor, so ist die kausale Therapie notwendig. VUR als Folge neurogener Blasenentleerungsstörungen sind oft therapeutisch nicht zu beeinflussen. ARP bei neurogenen Blasen sind kontrainziziert, da sie regelmäßig rezidivieren.
Die Prognose sekundärer VUR richtet sich also danach,
- ob eine Therapie des Grundleidens überhaupt möglich ist,
- ob es sich um einen angeborenen sekundären VUR bei kongenitalen Mißbildungen handelt, wobei oft die Niere schon bei Geburt geschädigt ist,
- ob es sich um einen im Laufe des Lebens erworbenen sekundären VUR handelt, der eine bis dahin gesunde Niere trifft.

7.5. Folgen des vesiko-ureteralen Refluxes, Zusammenfassung

Obwohl die tierexperimentellen und klinischen Befunde teilweise widersprüchlich sind, ist u. E. folgende Zusammenfassung der VUR-Folgen erlaubt:

34

Ein VUR kann die Niere unabhängig davon schädigen, ob eine Begleitinfektion vorliegt oder nicht (Wasserhammereffekt). Auch bei fehlender Nierenschädigung kann durch den VUR eine jahrelange rezidivierende HWI unterhalten werden.

Im Tierexperiment mit physiologischen Druckverhältnissen scheint eine gleichzeitige HWI Voraussetzung für schwere Parenchymdestruktionen auf dem Boden eines IRR zu sein.

Beim Menschen sind Häufigkeit und Bedeutung des IRR noch in vielen Punkten unklar; es ist aber wahrscheinlich, daß ein IRR Voraussetzung für die segmentale Parenchymdestruktion ist. Denn diese Parenchymdestruktionen werden stets am Ort der „papillären Dysplasie", beim Menschen also im Bereich der oberen und unteren Kelchgruppen, die Prädilektionsstellen für den IRR sind, gefunden.

Ob ein steriler IRR beim Menschen Parenchymdestruktionen verursachen kann, ist noch ungeklärt. Allerdings scheint bei gleichzeitiger Begleitinfektion die Kausalkette VUR − IRR − Refluxnephropathie - pyelonephritische Schrumpfniere aggressiver abzulaufen. Im Endstadium der Refluxnephropathie tritt in 10−20% eine Hypertonie auf.

8. Symptomatik des vesiko-ureteralen Refluxes

Die Symptomatik sekundärer VUR wird praktisch immer vom Grundleiden bestimmt. So wird der sekundäre VUR nur in seltenen Fällen, z.B. bei Spina bifida occulta, zur Diagnose des Grundleidens führen.

Für den primären VUR gibt es keine typische, also keine pathognomonische Symptomatik. Häufigstes Leitsymptom des primären VUR ist nach Bettex (1965) u. Olbing (1966) die rezidivierende HWI mit oder ohne Pyurie, Seiferth et al. (1974) gaben Pyelonephritis und Enuresis nocturna an. U.E. sollte man das Symptom Enuresis nocturna in diesem Zusammenhang gar nicht heranziehen, da es sich in mehr als 95% der Fälle um Kinder mit morphologisch unauffälligen ableitenden Harnwegen handelt (Heising 1978). So dürfte der einzige Zusammenhang zwischen primärem VUR und Enuresis nocturna darin bestehen, daß Enuretiker häufiger zum Arzt kommen als symptomlose Kinder.

Die Symptomatik in unserem Kinderkrankengut wurde von Freede (1979, Tab. 3) zusammengestellt. Die weitgefaßte Beschreibung mancher Symptome („Bauchschmerzen, Miktionsbeschwerden, Kopfschmerzen, schlechtes Gedeihen") und deren sehr fragliche Beziehung zum VUR sowohl im eigenen Krankengut (Tab. 3) als auch in der Literatur zeigt eigentlich nur, daß es refluxtypische Symptome eben doch nicht gibt.

Als verdächtig kann man am ehesten HWI, rezidivierende Pyelonephritis und „Fieberschübe" bezeichnen.

9. Diagnostik

9.1. Labor

Refluxtypische Laborwerte gibt es nicht. Trotzdem sollten Blutsenkungs-Geschwindigkeit, kleines Blutbild, Retentionswerte und Urinstatus, -sediment und -kultur vom Katheter- oder Blasenpunktionsurin festgehalten werden.

9.2. Röntgen

9.2.1. Miktionscystourethrogramm (MCUG)

Die Diagnose VUR kann heute mit für eine evtl. Therapieentscheidung ausreichender Sicherheit ausschließlich mit Hilfe des MCUG gestellt werden. Neben der qualitativen VUR-Diagnose ist dessen Ausmaß gemäß der Einteilung nach Heikel u. Parkkulainen (1966; Abb. 11–16), die Beurteilung des dargestellten knöchernen Skeletts sowie die Beurteilung der Blasenkonfiguration möglich. Die beiden letzten Punkte sind besonders wichtig bei Verdacht der neurogenen Blase (z.B. Bogenschlußanomalien, Kreuzbein-agenesie, ausgeprägte Blasentrabekulierung). Die Miktionsaufnahme erlaubt außerdem eine Beurteilung der Urethra.

Tabelle 3: Symptomatik bei 410 Kindern mit VUR, eigenes Krankengut. Aus: Freede, 1979, mit freundlicher Erlaubnis von J. Freede.

Symptom	Häufigkeit (n)	(%)
Enuresis	244	58,5
Fieberschübe	228	54,7
Bauchschmerzen	104	24,9
Miktionsbeschwerden	95	22,8
trüber Urin (Pyurie)	68	16,3
Pollakisurie	55	13,2
Nierenschmerzen	44	10,6
Übelkeit / Erbrechen	25	6,0
Makrohämaturie	22	5,3
Kopfschmerzen	7	1,7
Enkopresis	6	1,4
schlechtes Gedeihen	4	1,0
Blässe	2	0,5
Zufallsbefund	11	2,6

Den Stellenwert des MCUG gerade bei Kindern drücken Emmet u. Witten (1971) wie folgt aus: „A normal excretory urogram is not sufficient evidence of a normal urinary tract in a child. In fact, the most important single urologic examination in the child is a retrograde cystogram (entspricht MCUG; d. Verf.). It takes precedence over cystoscopy."

Durchführung

Kontraindikation: keine.
Vorbereitung: nüchtern! Vor Untersuchung Blasenentleerung.

Zeitpunkt: werden MCUG und Urogramm am gleichen Tage durchgeführt, so ist das MCUG zuerst durchzuführen, da sonst die DD zwischen normaler KM-Ausscheidung und VUR nicht möglich ist.

Kontrastmitteldosis (nach Ebel und Willich, 1979):
- Säuglinge   25- 80 ml Gesamtdosis eines 30%igen KM
- Kleinkinder   80-120 ml Gesamtdosis eines 30%igen KM
- Schulkinder   120-150 ml Gesamtdosis eines 30%igen KM.

Vorgehen: nach Katheterismus oder suprapubischer Blasenpunktion soll das KM langsam einlaufen, da zu schnelle Blasenfüllung einen vorzeitigen Miktionsreflex auslösen kann. Die Untersuchung soll unter Durchleuchtungskontrolle mit Bildverstärker und 70 mm-Kamera erfolgen. Eine Füllungsaufnahme folgt bei Angabe von deutlichem Harndrang, zur Entleerungsaufnahme werden Knaben in die Radfahrerstellung, größere Knaben in stehende Position gebracht, Mädchen werden auf eien Plastiktopf gesetzt. Der Strahlengang ist immer sagittal.

Detailliertere Darstellung der Röntgenuntersuchung beim Kind findet sich bei Ebel und Willich (1979).

Bei Erwachsenen erfolgt im Prinzip das gleiche Vorgehen, hier werden jedoch die Miktionsaufnahmen im Stehen gemacht. Die Kontrastmittelmengen sind natürlich größer, beim Mann werden im allgemeinen 300 ml 30%iges KM bis zum Miktionswunsch einlaufen, besonders bei Frauen sind jedoch größere Mengen (bis 1000 ml!) noch keineswegs als pathologisch zu deuten.

Strahlenbelastung

Die Gonadendosis beim MCUG beträgt nach Fendel u. Hartmann (1969) bei Mädchen 200-300 mrad, bei Knaben 30-40 mrad. Sie liegt im Verhältnis zu anderen Methoden sehr hoch (Tab. 5), muß wegen des hohen Wertes der Methode jedoch in Kauf genommen werden; dies gilt insbesondere, weil die VUR-Diagnostik mit Isotopen unzuverlässig ist.

9.2.2. Urogramm

Obwohl der Nachweis des VUR nur durch das MCUG erfolgen kann, ist die zusätzliche Durchführung eines Urogramms bei nachgewiesenem VUR immer notwendig. Bei nachgewiesenem VUR sind die urographischen Befunde nach Smellie den Graden a–d zuzuordnen (vgl. Abb. 17), da sie in vielen Fällen therapieentscheidend sind. In der Praxis wird das Urogramm in den meisten Fällen ohnehin bereits vor dem MCUG durchgeführt worden sein. Trotz der Strahlenbelastung (s. u.) ist eine großzügige Indikation für das Urogramm berechtigt, da es sich bei den hier interessierenden Fällen meist um das schon vom Pädiater selektierte Krankengut des Urologen oder Radiologen handelt.

Wir halten es in unserer kinderurologischen Sprechstunde aus diesem Grunde für gerechtfertigt, bei allen Kindern mit nachgewiesener HWI sowohl ein MCUG als auch ein Urogramm durchführen zu lassen.

Die Bedeutung des Urogramms auch für eine spätere VUR-Entwicklung geht aus folgenden Angaben hervor: Smellie u. Normand (1975) konnten am eigenen Krankengut sowie nach Literaturdurchsicht zeigen, daß 30-50% der Kinder mit HWI einen VUR hatten, unabhängig davon, ob Symptome oder ein asymptomatischer Verlauf vorlagen. Von diesen VUR-kranken Kindern entwickelten 30-60% Nierennarben, wobei die schweren Fälle aus operativen, die leichteren Fälle aus konservativen Abteilungen berichtet wurden (Smellie et al. 1975).

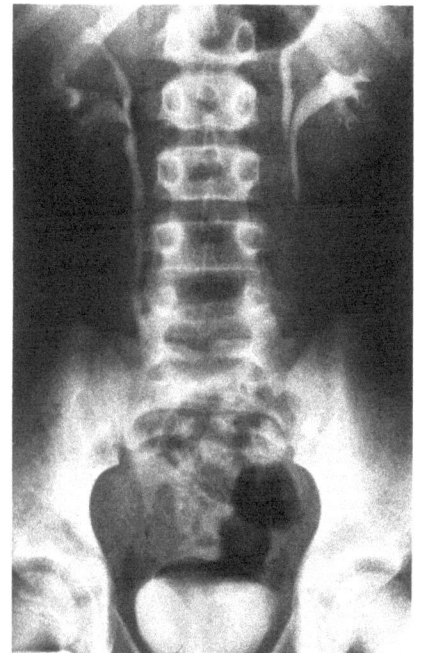

Abb. 36

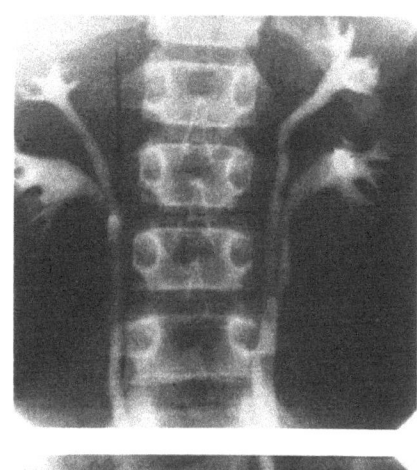

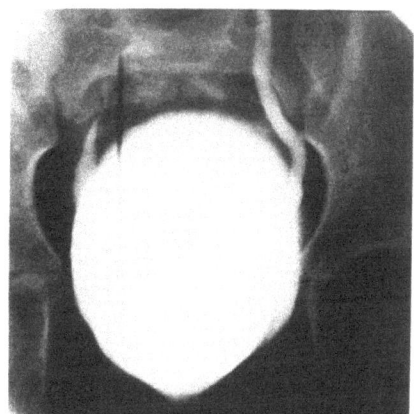

Abb. 37

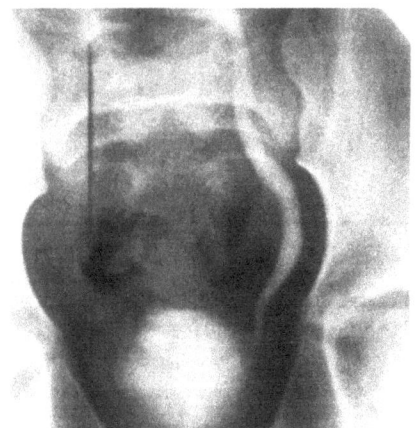

Abb. 38

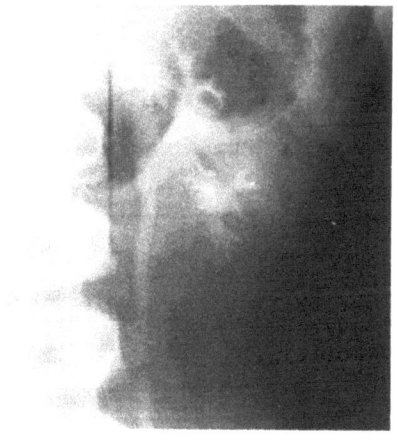

Abb. 39

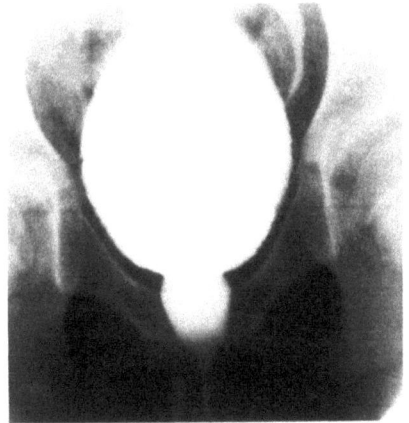

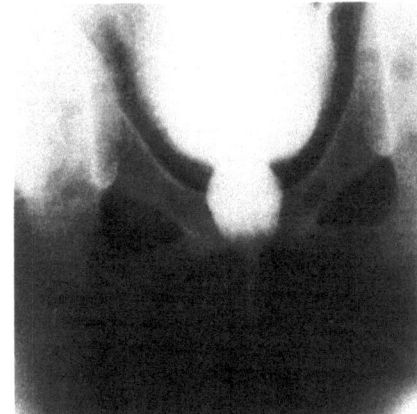

Abb. 40   Abb. 41

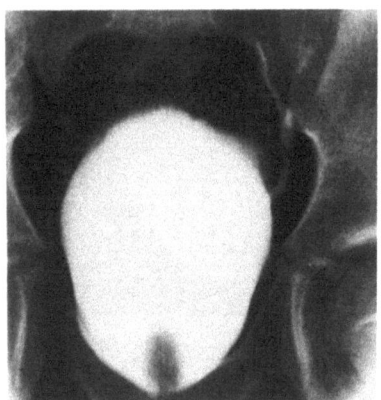

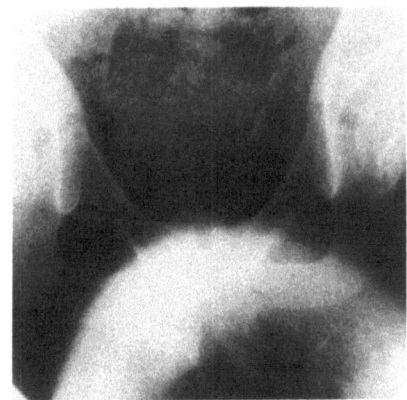

Abb. 42   Abb. 43

Abb. 36–43[1]: 8jähriges Mädchen (S., M.).
Anamnestisch seit Säuglingsalter rezidivierende HWI bei im wesentlichen unauffälligem Urogramm (Abb. 36). Im MCUG bei Erstuntersuchung bei Füllung (Abb. 37, Fotomontage) VUR Grad II bds. mit Nebenbefund eines hohen Ureter fissus links. Bei Entleerung (Abb. 38–41) nur noch links VUR II, jedoch hochgradiger Verdacht auf Meatusstenose (Abb. 40 u. 41). Nach Meatotomie (Abb. 42 u. 43) nur noch VUR I links, keine HWI-Rezidive. Zur Zeit keine Therapie.

[1]   Aufn. Dr. G. Benz-Bohm, Leiterin der Kinderradiologie des Radiol Instituts der Univ. Köln (Direktor: Prof. Dr. G. Friedmann) mit freundlicher Erlaubnis von G. Benz-Bohm und G. Friedmann.

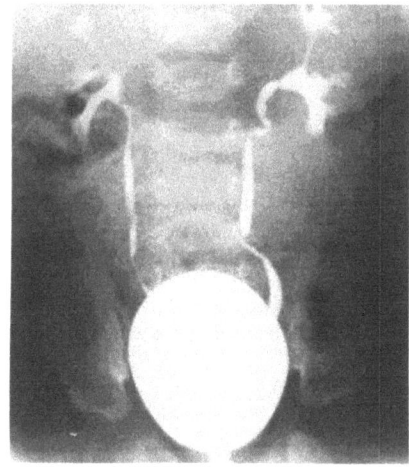 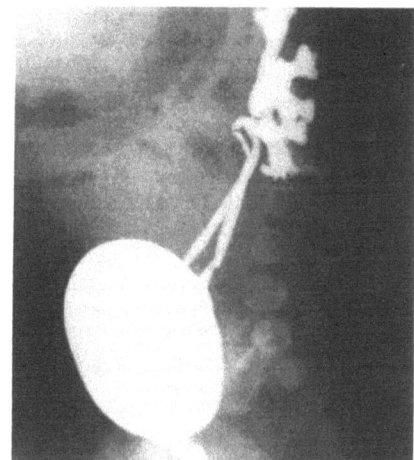

Abb. 44¹   Abb. 45¹

Abb. 44 u. 45: 3 monatiger Knabe (N.J.)
Anamnestisch rezidivierende Pyelonephritiden, zunächst antibiotisch therapierbar. Das MCUG zeigt im anterioren (Abb. 44) und seitlichen Strahlengang (Abb. 45) einen beidseitigen VUR der Grade II (44) bis III (45). Urethro-Cystoskopie o.B. Nach zunächst konservativer Behandlung zwischenzeitlich ARP nach Politano–Leadbetter bds. wegen Urosepsis; seither unauffälliger Verlauf.

---

¹ Aufnahme Dr. G. Benz-Bohm, Leiterin der Kinderradiologie des Radiologischen Instituts der Univ. Köln (Direktor: Prof. Dr. G. Friedmann) mit freundlicher Erlaubnis von G. Benz-Bohm und G. Friedmann.

Auch bei Edwards et al. (1977) waren Nierennarben bei Fällen jeder „Refluxhöhe", also bei den Graden I–V, nachweisbar. Sie traten gehäuft (nicht signifikant) bei vesiko-renalen Refluxen auf. Andererseits hatten 15/83 = 18% der Kinder mit Dilatation des NBKS und Nierennarben keine HWI.

Durchführung

Kontraindikation: es gelten die für die Urographie üblichen Kontraindikationen (u. a. Vogler 1974, Ebel u. Willich 1979); der VUR-Verdacht selbst ist keine Kontraindikation. Zur sog. „Kontrastmittelallergie" gilt: „der Wert aller Vorproben ist fraglich, ihre Unterlassung kein Kunstfehler" (Ebel u. Willich 1979).
Vorbereitung: Säuglinge sollten 6, größere Kinder und Erwachsene 12 Std. vor Untersuchung nüchtern sein. Vermeidung blähender Speisen und ein Laxans am Vortag sind angezeigt.
Kontrastmitteldosierung:
– i.v. Urogramm beim Kind (nach Ebel u. Willich 1979):
  Neugeborene und Säuglinge 3 ml/kg KG
  Kleinkinder 2 ml/kg KG
  Schulkinder 1,5 ml/kg KG, jeweils 60–70%ige trijodierte wässrige KM.
– Infusionsurogramm beim Kind (nach Ebel u. Willich 1979):
  Säuglinge 6 ml/kg KG, Frühgeborene mindestens 15–20 ml Gesamtmenge
  Säuglinge 1. Halbjahr 20–40 ml Gesamtmenge

41

Säuglinge 2. Halbjahr 40–50 ml Gesamtmenge
Kleinkinder 4 ml/kg KG, 50–80 ml Gesamtmenge
Schulkinder 3 ml/kg KG, 80–200 ml Gesamtmenge,
jeweils bis 36%ige trijodierte wässrige Kontrastmittel.

— Urogramm beim Erwachsenen: wir führen beim erwachsenen Patienten das Urogramm
ausschließlich als Infusionsurogramm durch, da es sich meist um ein selektioniertes
Krankengut handelt. Wir verwenden hierfür im allgemeinen 250 ml eines 36%igen
wässrigen trijodierten Kontrastmittels oder eine 100 ml eines 60%igen trijodierten
wässrigen Kontrastmittels als Schnellinfusion.

Während die ausschließliche Durchführung des Infusionsurogramms bei Erwachsenen angezeigt und vertretbar erscheint, gelten für Kinder differenziertere Überlegungen zur Entscheidung i.v. oder Infusionsurogramm. Sie sind in der nachfolgenden Zusammenstellung
von K.-D. Ebel und R. Willich (1979) mit deren freundlicher Erlaubnis sowie der des
Springer-Verlages, Heidelberg aufgeführt:

	i.v.-Urogramm	Infusionsurogramm
Dauer der Untersuchung (Einlaufzeit)	kurz (1–2 min)	lange (8–10 min)
Aufwand von Personal	geringer	höher
und Kosten	geringer	doppelt so viel
Osmotische Diurese	mäßig	stark
Risiko	höher	geringer
Zonographie	schwieriger	längere Zeit möglich
Hungern und Dursten	erforderlich	nicht erforderlich
Vorbereitung	erforderlich	nicht erforderlich
Ureter	spindelig	wirkt „hypoton"
Konzentration des Kontrastmittels	hoch (68–76%)	niederiger (30%)
Menge	10–40 ml	40–200 ml

Strahlenbelastung

Die Gonadendosis beträgt nach Fendel u. Hartmann (1969) bei Mädchen 40–70 mrad, bei
Knaben 25–40 mrad (Tab. 5).

9.3. Urethro-Cystoskopie

Ist der VUR nachgewiesen, so ist die Unterlassung der Urethrocystoskopie ein ärztlicher
Fehler. Nur diese Untersuchung ermöglicht die Beurteilung von Ostiumlage und -konfigu-
ration (Abb. 4–6). Bei Mädchen ist die Kalibrierung der distalen Harnröhre obligatorisch.
Darüber hinaus können durch die Urethrocystoskopie oft sekundäre VUR bzw. deren
Grundleiden erkannt werden (z.B. bulbäre Harnröhrenklappen, Meatusstenose, asympto-
matische Cystitis, neurogene Blase).
U.E. kann beim Kind eine diskrete Trabekulierung der Blase physiologisch sein, muß also
nicht per se ein distales Abflußhindernis bedeuten.

9.4. Nuklearmedizinische Diagnostik

9.4.1. Refluxnachweis mit Radioisotopen

Der theoretische Vorteil des VUR-Nachweises mit Radioisotopen liegt in der gegenüber
dem MCUG erheblich geringeren Strahlenbelastung. Sie beträgt nach Blaufox et al. (1971)

42

beim Isotopen-Cystogramm nur 3–5 mrad bei beiden Geschlechtern. Dagegen ist die Gonadenbelastung beim MCUG mit 30–40 mrad beim Knaben und 200–300 mrad bei Mädchen anzusetzen (Fendel u. Hartmann 1969).

Die beiden heute wenig angewandten Methoden des Isotopen-Cystogramms (sog. direkte und indirekte Methode) werden so durchgeführt: bei der indirekten Methode wird nach der renalen Eliminierung eines Radiopharmakons geprüft, ob ein Aktivitätsübertritt von der Blase in Harnleiter und NBKS erfolgt. Die Zuverlässigkeit dieses Verfahrens wurde allerdings wegen der beschränkten bildlichen Auflösung wiederholt angezweifelt (u. a. Emrich 1976). Da auch bei gesunden Patienten die Ausscheidung von 30 ml jodhaltigen Kontrastmitteln Stunden dauern kann, ist eine Differenzierung zwischen normalem Abfluß und VUR auch für Radioisotopen am gleichen Tage u.E. unmöglich.

Bei der direkten Methode wird die Blase mittels Katheter mit radioaktiver Substanz gefüllt. Ein VUR wird über einen evtl. Aktivitätsanstieg über den Nieren erfaßt (Winter 1959). Eine Diagnose ist während der gesamten Untersuchung möglich, was beim MCUG wegen der Strahlenbelastung entfällt (Tab. 5).

Die Wertigkeit des direkten VUR-Nachweises mit Radionukliden ist jedoch gering (Hahn et al. 1980, Alken 1981).

Tabelle 4: Übereinstimmung des Refluxnachweises durch MCUG und Isotopencystogramm; aus Heising (1980).

Autor	Fallzahl n	beim gleichen Patienten in beiden Methoden	
		kein VUR	VUR
Erd et al. (1970)	39	4	25
Blaufox et al. (1971)	47	35	6
Conway et al. (1972)	200	142	44
Bailey et al. (1976)	36	0	27
	322	181[1]	102[1]

[1] insgesamt übereinstimmend n = 283 entsprechend 87,9%

Auch die Kombination von Isotopen-Cystogramm und urodynamischer Messung ist bisher nicht anwendungsreif (Behrendt et al. 1980).

Die Anzahl der im MCUG und Isotopen-Cystogramm übereinstimmenden Befunde ist relativ hoch (Tab. 4). Die Isotopenmethoden versagen bei Megacystis und bei Kindern unter 3 Jahren wegen der geringen Distanz zwischen Harnblase und Niere. Deshalb werden VUR des unteren Ureteranteils schlecht erfaßt (Bailey et al. 1976). Auch die hohe Übereinstimmung von 88% (Tab. 4) ist nicht ausreichend, um allein aufgrund dieser Methode die Operationsindikation stellen zu dürfen. Strötges (1974) kommt nach einer Methodenkritik zu dem Schluß: „… auf die simultane Röntgenuntersuchung zur morphologischen Abklärung kann jedoch nicht verzichtet werden".

Tabelle 5: Gonadendosis (mrad) bei für den VUR wesentlichen Untersuchungsmethoden.

Methode	Mädchen	Knaben	Quelle
MCUG	200–300	40–40	Fendel u. Hartmann 1969
Urogramm	40– 70	25–40	Fendel u. Hartmann 1969
Isotopen-Cystogramm	3–5		Blaufox et al. 1971
Seitengetrennte OIH-Clearance	0,02–0,03		Emrich 1976

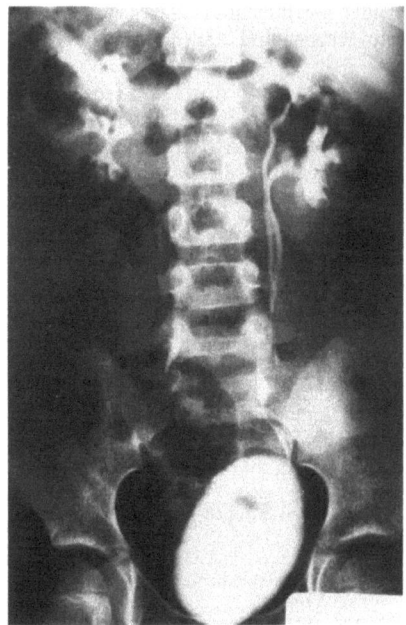

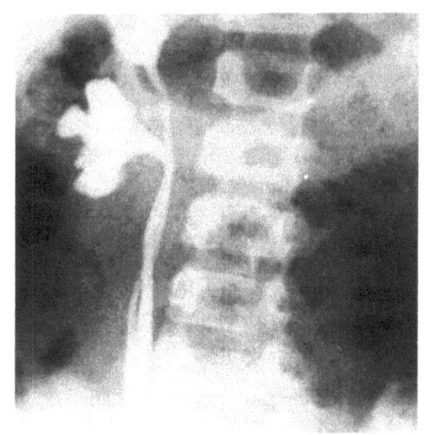

Abb. 47

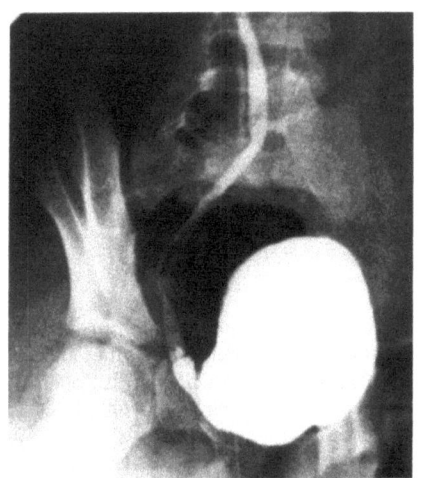

Abb. 46

Abb. 48

9.4.2. Radioisotopennephrogramm (RING)

Beim RING erfolgt die fortlaufende Darstellung der renalen Elimination eines Radiopharmakons, seiner Anreicherung im NBKS und seiner Ausscheidung über die Ureteren. Das ge-
bräuchliche Radiopharmakon ist ortho-^{131}J-Hippurat (OIH). Bei einmaliger Nierenpassage
werden 84% (Papst u. Hör 1978) bis 90% (Deckart 1976) eliminiert. Davon werden ca. 20%
glomerulär filtriert und 80% tubulär sezerniert (Papst u. Hör 1978). Die entsprechenden
Werte für Para-Amino-Hippuransäure (PAH) liegen zwischen 85% und 100%, im Mittel bei
91%, davon 16% glomerulär filtriert und 84% tubulär sezerniert (Smith 1956).

44

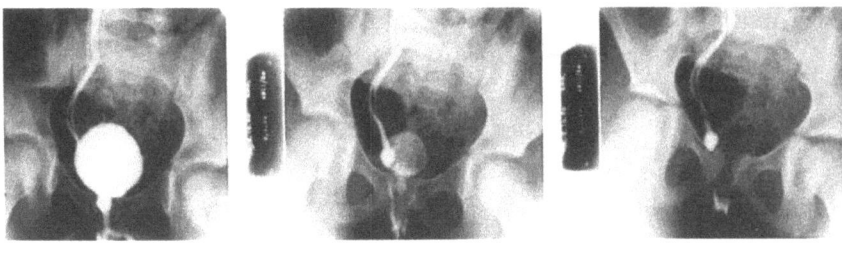

Abb. 49   Abb. 50   Abb. 51

Abb. 46–51[1]: 5jähriges Mädchen (K., D.).
Anamnestisch rezidivierende Pyelonephritiden, Gedeihstörung. Im Urogramm (Abb. 46) nephroureterale Doppelanlage rechts mit leichter Dilatation und Kelchverplumpung im kaudalen NBKS. Im MCUG
bei Füllung (Abb. 47 u. 48) Bestätigung der nephroureteralen Doppelanlage mit VUR III beider NBKS
und Hutch-Divertikel. Auch bei Entleerung (Abb. 49–51), NBKS hier nicht dokumentiert) VUR III in
beide NBKS. Beachte die deutliche Füllung und Kontrastmittelstase im Hutch-Divertikel während der
Entleerungsstadien bzw. bei völlig entleerter Blase (Abb. 51). Endoskopisch zwei Golflochostien rechts,
Mündung des unteren Nierensegments in den Hutch-Divertikel, links o. B. Keine Meatusstenose (röntgenologischer Verdacht nach Abb. 49). Therapie: ARP nach Lich/Gregoir, bisher keine Nachuntersuchung möglich.

---

[1] Aufnahme Dr. G. Benz-Bohm, Leiterin der Kinderradiologie des Radiol. Instituts der Univ. Köln
     (Direktor: Prof. Dr. G. Friedmann) mit freundlicher Erlaubnis von G. Benz-Bohm und G. Fried-
     mann.

Für die VUR-Diagnostik hat das RING keine Bedeutung erlangt, denn die DD von Harnabflußstörungen ist mit Hilfe des RING nicht möglich (u. a. Strötges 1974). Auch die Funktionsszintigraphie brachte hier keinen Fortschritt, denn die hierdurch differenzierbaren
Retentionstypen sind einzelnen renalen oder postrenalen Erkrankungen nicht zuzuordnen
(Lange et al. 1974).

9.4.3. Ganzkörper-Clearance

Die Clearance (Cl) einer Substanz ist dasjenige (virtuelle) Plasmavolumen, das durch renale
Elimination pro Zeiteinheit von dieser Substanz „geklärt", also befreit wird. Dies wurde
ausgedrückt in der Formel

$$Cl = \frac{U \times V}{P} \quad \text{(Möller et al. 1928),}$$

wobei U = Konzentration im Harn in mg %, V = Harnzeitvolumen in ml/min und P = Konzentration im Plasma in mg % bedeuten. Die Clearance-Bestimmung mit inaktiven Substanzen setzt eine gleichbleibende Plasmakonzentration P während der Untersuchungszeit vor-
aus (steady state). Nach Einführung von radioaktiven Clearancesubstanzen konnte die
Clearancegleichung von Möller et al. (1928) differentiell angewandt werden. Oberhausen
u. Rohman (1968) entwickelten ein Verfahren, mit dem die Elimination der gesamten im
Körper vorhandenen Aktivität unabhängig von der Besetzung der Verteilungsräume gemessen werden konnte.

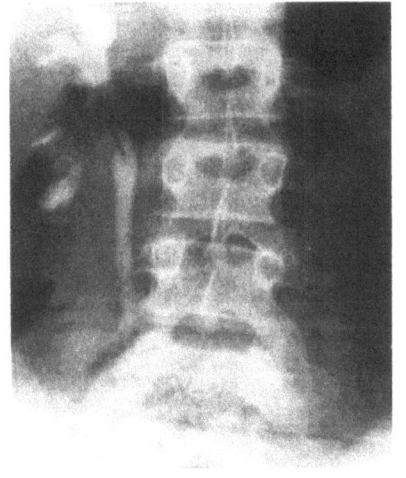

Abb. 52[1]

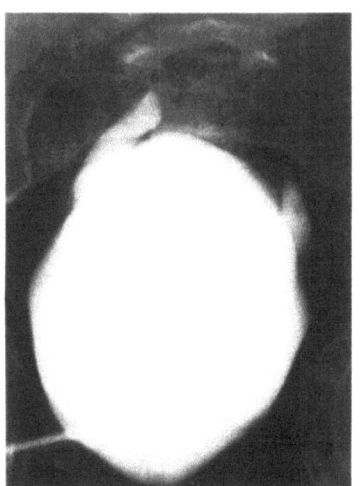

Abb. 53[1]

Abb. 54[1]

Abb. 52–54: 8jähriges Mädchen (S., M.)
Anamnestisch persitierende Enuresis nocturna, Gedeihstörung, rezidivierende HWI. Im Urogramm (Abb. 54) deutliche pyelonephritische Veränderung sämtlicher Kelchgruppen rechts sowie linke obere Kelchgruppe, angedeutet auch in der linken, mittleren und unteren Kelchgruppe. Im MCUG (Abb. 52 und 53) VUR III rechts und I links. Bei der typischen Anamnese war bereits nach dem Urogramm der Verdacht auf VUR geäußert. Die prävesikale Weitstellung rechts im Urogramm (Abb. 54) stellt keinen wesentlichen pathologischen Befund dar. Bis her umständehalber keine Therapie.

[1]   Aufnahme Dr. G. Benz-Bohm, Leiterin der Kinderradiologie des Radiol.Instituts der Univ. Köln (Direktor: Prof. Dr. G. Friedmann) mit freundlicher Genehmigung von G. Benz-Bohm und G. Friedmann.

46

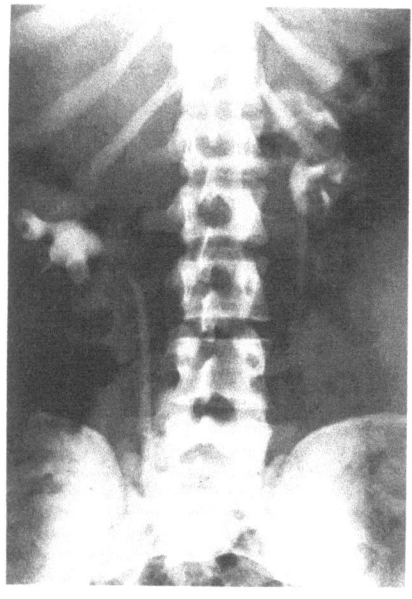
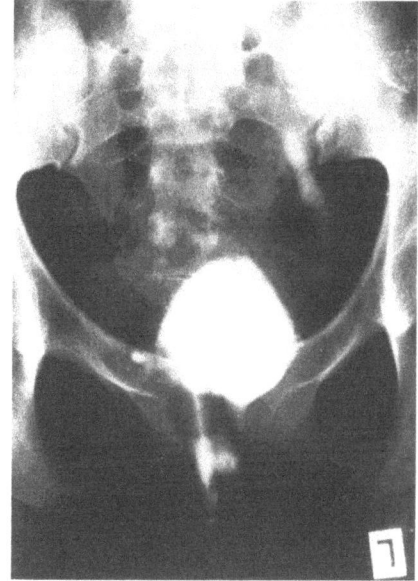

Abb. 55   Abb. 56

Abb. 55 u. 56: 18jährige Frau (R., H).
Anamnese: Routineuntersuchung vor Operation eines rechtsseitigen Neurinoms, das die Kaudalver-
drängung der rechten Niere erklärt (Abb. 55). Urographisch pyelonephritische Schrumpfniere Grad d
nach Smellie (vgl. Abb. 17) links bei VUR I (Grad u. E. zweifelhaft). Linksseitige OIH-Clearance 115
ml/min = 18%.

9.4.4. Seitengetrennte ortho-^{131}J-Hippuran-Clearance

Durch Kombination des RING mit der Ganzkörper-Clearance wurde die seitengetrennte,
katheterlose OIH-Clearance für die Bestimmung der Einzelleistung beider Nieren möglich
(Taplin et al. 1963, Oberhausen u. Rohman 1968). Durch den Wegfall des vorher notwen-
digen beidseitigen Ureterenkatheterismus wurde hiermit eine ethisch vertretbare seitengetrennte Funktionsdiagnostik ermöglicht. Natürlich ist die seitengetrennte Clearance nur
einer von mehreren Befunden, die zur Entscheidung operatives/konservatives Vorgehen
bzw. Nephroureterektomie/ARP herangezogen werden müssen.
Nach Emrich (1976) beträgt die Gesamtkörperbelastung bei allen Patienten 0,01–01 mrad,
die Gonadenbelastung bei Kindern 0,02–0,03 mrad, bei Männern 0,13 mrad, bei Frauen
0,03 mrad (Tab. 5).

9.4.5. Zusammenfassung der nuklearmedizinischen Diagnostik
beim vesiko-ureteralen Reflux

Der VUR-Nachweis in Form des Isotopen-Cystogramms hat sich nicht durchsetzen können.
Das RING allein hat für die VUR-Diagnostik keinen Wert. Die seitengetrennte OIH-Clear-

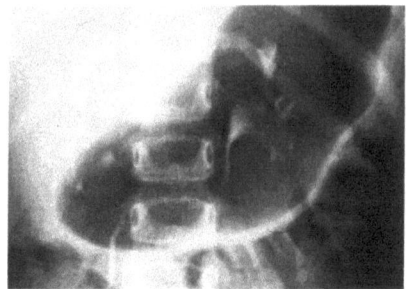

Abb. 57[1]

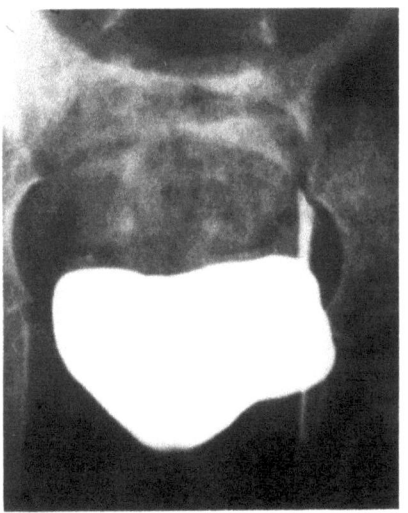

Abb. 58[1]

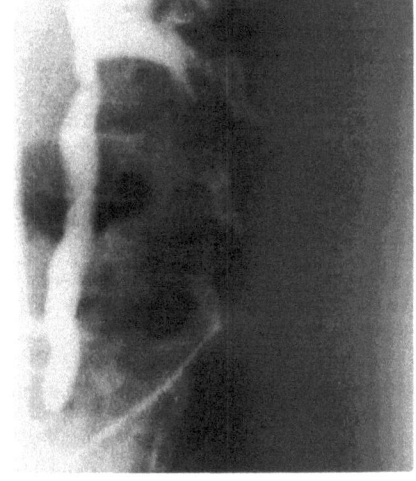

Abb. 59[1]

Abb. 57–59: 4 jähriges Mädchen (H., A.).
Anamnese: rezidivierende fieberhafte HWI. Im Urogramm (Abb. 57) die typische pyelonephritische Streifenzeichnung im Bereich des NBKS, im MCUG (Abb. 58 u. 59) VUR Grad II. Endoskopisch Harnröhrenenge und stadtionförmiges Ostium links, rechts o. B. Zunächst Meatotomie und Urethrotomia interna, wegen Weiterbestehen des VUR und der Symptomatik nach 9 Monaten ARP nach Lich/Gregoir links, seitdem o. B.

---

[1] Aufnahme Dr. G. Benz-Bohm, Leiterin der Kinderradiologie des Radiol. Instituts der Univ. Köln (Direktor: Prof. Dr. G. Friedmann) mit freundlicher Erlaubnis von G. Benz-Bohm und G. Friedmann.

48

ance ist von erheblichem Nutzen. Sie ermöglicht komplikationslose Verlaufskontrollen bei niedriger Gesamtkörper- bzw. Gonadenbelastung und trägt wesentlich zur Entscheidung zwischen konservativem bzw. operativem Vorgehen und in letzterem Fall zwischen (Hemi) Nephrektomie oder Organerhaltung bei.

9.5. Urodynamische Diagnostik

Urodynamische Meßmethoden haben für die Diagnostik des VUR keine Bedeutung erlangt. Die Methoden sind für wissenschaftliche Fragestellungen interessant (Hinman et al. 1962, Melchior u. Lutzeyer 1974), für klinische Zwecke jedoch zu aufwendig, zu wenig ergiebig und beim Kind nur in Narkose möglich.

9.6. Sonographie

Sonographisch kann ein VUR nicht diagnostiziert werden. Für die postoperative Verlaufskontrolle nach ARP ist die Sonographie aber unentbehrlich, da sie die Stauung des NBKS sicher ausschließen und damit die Strahlenbelastung des Urogramms entbehrlich machen kann.
Trotz aller Fortschritte der sonographischen Techniken gilt aber noch: „... da sonographisch ein VUR nicht ausgeschlossen werden kann, ist auf eine komplette radiologische Diagnostik bei rezidivierenden HWI nicht zu verzichten" (Weitzel 1980).

9.7. Zusammenfassende Wertung der präoperativen Diagnostik

Labor, körperliche Untersuchung und Allgemeinstatus sind bzgl. des VUR wenig ergiebig. Selbst die sorgfältige Anamnese ergibt im allgemeinen nur vieldeutige Symptome (Tab. 3). Die wesentlichen Schritte der qualitativen Diagnose sind MCUG, Urethro-Cystoskopie und Urogramm. U. E. ist das Urogramm sowohl wegen refluxbedingten Veränderungen als auch wegen evtl. koinzidenter Mißbildungen (Doppelanlage, knöchernes Skelett) trotz der Strahlenbelastung bei jedem VUR indiziert.
Von den nuklearmedizinischen Untersuchungen hat die seitengetrennte OIH-Clearance einen unerreichten Stellenwert für die Beurteilung der präoperativen Nierenfunktion als auch für die postoperativen Verlaufskontrollen.
Urodynamische Untersuchungen sind zu aufwendig und zu wenig ergiebig.
Früher benutzte Untersuchungen wie der Doppel- oder Dreifach-Miktionstest (Stephens 1957) oder der Farbstofftest (Amar 1966) sind veraltet.

9.8. Besonderheiten der postoperativen Diagnostik

Außer den postoperativen Labor- und Urinkontrollen wurden im eigenen Krankengut bisher ein Urogramm 3 Monate postoperativ und ein MCUG 12 Monate postoperativ durchgeführt. Der Zeitpunkt des ersten postoperativen Urogramms war stets umstritten. Es wurde zwischen 2 Wochen (Klippel et al. 1977) bis zu einem Jahr postoperativ (McGovern u. Marshall 1968) gefordert. Letztere forderten jährliche Wiederholungen über drei, Filly et al. (1974a) empfahlen diese Kontrollen sogar über fünf Jahre; dies ist u.E. wegen der Strahlenbelastung nicht vertretbar.

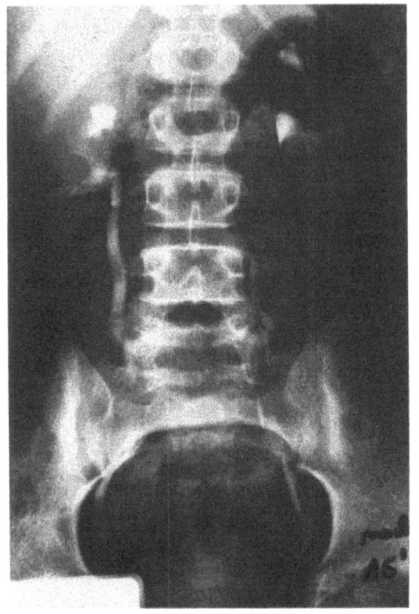

Abb. 60¹

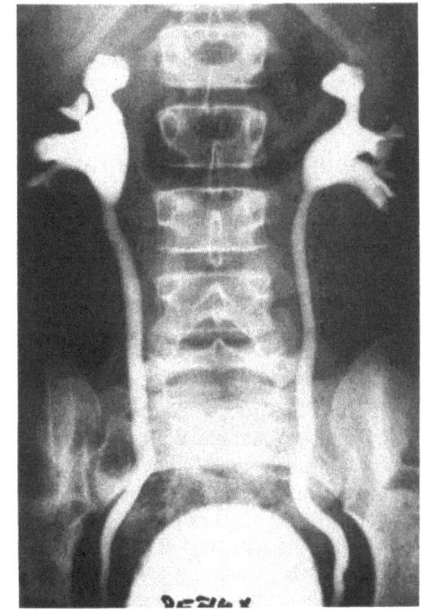

Abb. 61¹

Abb. 62¹

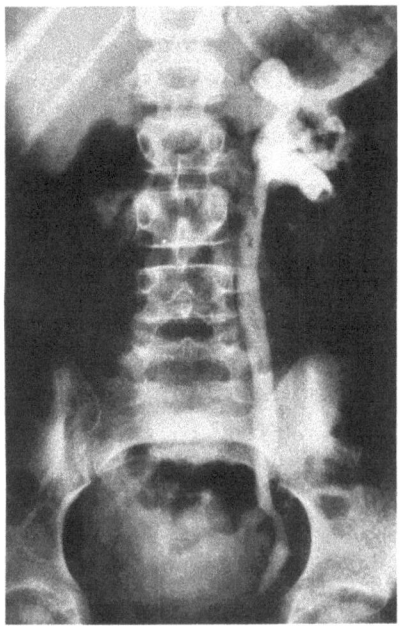

Abb. 60–62: 9jähriges Mädchen (H., M.).
Anamnese: rezidivierende Pyelonephritiden, therapieresistent. Im präoperativen Urogramm (Abb. 60) diskrete Verplumpung der rechten oberen Kelchgruppe, sonst unauffällig. Das MCUG (Abb. 61) zeigt einen beidseitigen VUR III bereits bei Füllung. Daraufhin ARP nach Politano–Leadbetter beidseits in gleicher Sitzung. Unmittelbar postoperativ Zeichen der rechtsseitigen Pyelonephritis mit Flankenschmerzen. Da sonographisch eine wesentliche Stauung ausgeschlossen wurde, nur antibiotische Behandlung und Abklingen der Symptomatik. 3 Monate postoperativ im Urogramm (Abb. 62, 25 min n. Inf.) stumme Niere rechts, links deutliche Verplumpung aller Kelchgruppen durch Stauung, Stauung des gesamten Ureters bis zur Blasenwand. Clearance zu diesem Zeitpunkt: rechts 8%, links o. B., trotzdem Versuch der Rezidiv-Op. nach Politano–Leadbetter zunächst nur rechts. 2 Monate nach Rezidivoperation rechtsseitige Clearance 18% der Normalclearance. Revision links vorgesehen.

50

Ein MCUG halten wir vor Ablauf eines Jahres nach der Op. nicht für notwendig, weil im allgemeinen vor diesem Zeitpunkt keine Konsequenzen aus seinem Ergebnis gezogen werden müssen.

Ein routinemäßiges direkt postoperatives Urogramm – auch eine Einzelaufnahme – halten wir bei fehlender auffälliger Symptomatik wegen der Strahlenbelastung nicht für gerechtfertigt. Die Gefahr einer Überschätzung sonographischer Befunde zeigt der in Abb. 60–62 dargestellte schlechte klinische Verlauf.

[1] Aufnahme Dr. G. Benz-Bohm, Leiterin der Kinderradiologie des Radiol. Instituts der Univ. Köln (Direktor: Prof. Dr. G. Friedmann) mit freundlicher Erlaubnis von G. Benz-Bohm und G. Friedmann.

10. Therapie

Wenn bei sekundären VUR eine Therapie notwendig ist, so besteht sie im Normalfall in der Behandlung des Grundleidens. Hierauf braucht nicht weiter eingegangen zu werden.

Wie unbefriedigend beim primären VUR oft die Entscheidung für die konservative oder operative Therapie ist, wird durch die in diesem Kapitel dargestellten Ergebnisse beider Therapieformen bestätigt. Lediglich die Therapie der Grade I und II (Konservativ, II mit Golflochostien operativ) sowie V (Nephroureterektomie) werden einheitlich beurteilt.

Jede weitergehende schematische Therapieempfehlung ist so lange unvertretbar, wie keine Ergebnisse des ersten vom Studiendesign her unanfechtbaren „Vergleich von medikamentöser und chirurgischer Behandlung bei primärem vesiko-ureteralen Reflux, die internationale prospektive Reflux-Studie bei Kindern" (Olbing et al. 1981) vorliegen; dies wird im günstigsten Fall in 8–10 Jahren sein.

Bei Erwachsenen gelten zusätzlich besondere Gesichtspunkte; hier ist wegen der oft unmöglichen DD primärer/sekundärer VUR meist eine dem Einzelfall angepaßte, individuelle Behandlungsindikation zu stellen. Auf diese Problematik wird besonders eingegangen.

Besondere Gesichtspunkte gelten außerdem bei nephroureteralen Doppelanlagen, bzgl. der Veränderungen des kontralateralen, nichtoperierten Harnleiters sowie bei der Koinzidenz von distalem Abflußhindernis und VUR. Diesen Fragen werden deshalb besondere Kapitel gewidmet.

10.1. Überhaupt behandeln oder „Zuwarten"?

Der VUR ist beim Menschen pathologisch. Exakte Zahlen zur „Spontanheilung" liegen nicht vor. Die oft zitierten Arbeiten über angebliche „Spontanheilungen" sind bei Prüfung sämtlich Ergebnisse konservativer Therapie; teilweise unglückliche Titelwahl einzelner Arbeiten verstärken bei unkritischen Lesern diese Verwechselungsmöglichkeit. Fest steht nur, daß der VUR bei Neugeborenen selten ist; so fand Strohmenger (1974c) in der Literatur nur bei 6/1081 Neugeborenen einen VUR.

Zwar findet sich unter konservativer Therapie in der Altersgruppe 0–12 Monate eine sehr viel höhere Rückbildungsrate von VUR als bei älteren Kindern (Kuffer et al. 1975, Mac Gregor u. Freeman 1975, Lenaghan et al. 1976, Aladjem et al. 1980), jedoch handelt es sich hier ebenfalls um Ergebnisse konservativer Therapie und nicht um Ergebnisse des „Zuwartens".

Trotz der nicht unerheblichen potentiellen Nebenwirkungen der Antibiotika ist deshalb nach dem bisherigen Wissensstand der therapeutische Nihilismus beim VUR ein ärztlicher Fehler.

10.2. Derzeitige Indikation und Ergebnisse der konservativen Therapie

Alle Ausführungen dieses Kapitels gelten nur, so lange Ergebnisse der ersten prospektiv randomisierten Studie konservative/operative Therapie (Olbing et al. 1981) nicht vorliegen. Die folgenden, meist an einzelnen Symptomen oder radiologischen Befunden orientierten Empfehlungen zur konservativen Therapie sollen zeigen, welche unterschiedlichen therapeutischen Empfehlungen dann entstehen, wenn Einzelsymptome therapieentscheidend waren, wenn eine inkomplette Diagnostik vorgenommen wurde oder wenn von einem inhomogenen Krankengut ausgegangen wurde. Ihre Darstellung zeigt zugleich die Notwen-

digkeit einer umfassenden prätherapeutischen Diagnostik, einer einheitlichen Nomenklatur sowie eines prätherapeutisch vorgenommenen vergleichbaren Grading. So empfahlen z.B.:
- Scott u. Stansfield (1968) in einer prospektiv randomisierten Studie konservativ/operativ ohne Berücksichtigung des Refluxgrades nach 3jähriger Verlaufsbeobachtung bei Kindern, daß bei nicht operierten VUR Harnwegsinfekte häufiger und das Nierenwachstum geringer sei als bei operierten Kindern.
- Blight u. O'Shaghnessy (1969) empfahlen zunächst generell die sechsmonatige konservative Behandlung. Sie behandelten 26 VUR mit radiologisch normalen Nieren und fanden nach 6 Monaten in 43% keinen VUR mehr. Eine Urethro-Cystoskopie erfolgte nicht, primäre und sekundäre VUR wurden nicht unterschieden.
- O'Donnell et al. (1969) empfahlen eine einjährige antibiotische Therapie für jeden VUR. Die Op.-Indikation wurde erst nach dieser Vorbehandlung gestellt, Ergebnisse nicht angegeben.
- Shopfner (1970) berichtete ausschließlich anhand cystographischer Verläufe über die antibiotische Langzeitbehandlung ohne Grading und DD primäre/sekundäre VUR. Es wurde eine Heilungsrate von 80% angegeben.
- Krepler et al. (1972) kamen nach einem eigenen komplizierten Grading und nach antibiotischer Langzeittherapie ebenfalls zu einer ähnlich hohen Heilungsrate. Auch hier wurden primäre und sekundäre VUR nicht getrennt.
- Brannan et al. (1973) behandelten 165 VUR über eine nicht angegebene Dauer mit Antibiotika. 65/165 = 39% waren danach nicht mehr nachweisbar.
- Strohmenger (1973) empfahl, beim „Hochdruckreflux" zunächst die einjährige antibiotische Therapie und erst bei Persistieren des VUR dessen Operation.
- Kienitz (1974) kam nach antibiotischer Langzeittherapie bei ausschließlich primären VUR nur zu einer Heilungsrate von 18%.
- Servadio (1975) heilte 105/160 VUR = 67% allein durch Antibiotika. Alle Patienten wurden jahrelang antibiotisch behandelt, alle 6–12 Monate wurden ein Urogramm und ein MCUG durchgeführt. Grading und DD primärer/sekundärer VUR fehlten.
- King (1976) zeigte nach konservativer Therapie (intermittierend Antibiotika) an 323 VUR, daß die konservative Behandlung bei kurzen intramuralen Ureteren und mit zunehmendem Grad der Ostiumpathologie weniger erfolgversprechend ist (Abb. 63 und 64).
- Marberger et al. (1980) berichteten, daß 46/105 = 44% der Grade I–III nach konservativer Therapie (einschließlich Beseitigung distaler Abflußhindernisse) geheilt worden seien. 31/105 = 30% mußten wegen Progredienz operiert werden.
- King u. Idriss (1967) erzeugten bei 20 Hunden ohne HWI durch Ostiumdachschlitzung sekundäre VUR. Danch erfolgten keine signifikanten Änderungen der PAH- und Kreatinin-Clearances. Hieraus schlossen sie, ein steriler VUR des Menschen brauche nicht operiert zu werden. Es liegt auf der Hand, daß ein solcher Analogieschluß vom Tierexperiment in dieser Verkürzung nicht zulässig ist. Um so erstaunlicher ist, wie oft diese Arbeit als Zitat herangezogen wurde und wird, um die konservative Therapie beim primären VUR des Menschen als gewissermaßen „experimentell belegt" zu empfehlen.

Die oben aufgezählten Befunde lassen in ihrer Vieldeutigkeit und in ihrer Bezogenheit auf Einzelbefunde oder -symptome keinen Therapievorschlag zu. Sie ließen sich auch aus der Literatur mit noch weniger voruntersuchten und kleineren Kollektiven in extenso fortführen.

Aussagekräftiger sind Arbeiten, die sich mit der Progredienz VUR-bedingter Komplikationen unter Therapie beschäftigen; so z.B.:
- nach Rolleston et al. (1970) sowie Dwoskin u. Perlmutter (1973) sind Neubildung bzw. Progress von Nierennarben bei Koinzidenz von HWI und VUR eher zu erwarten. Trotz-

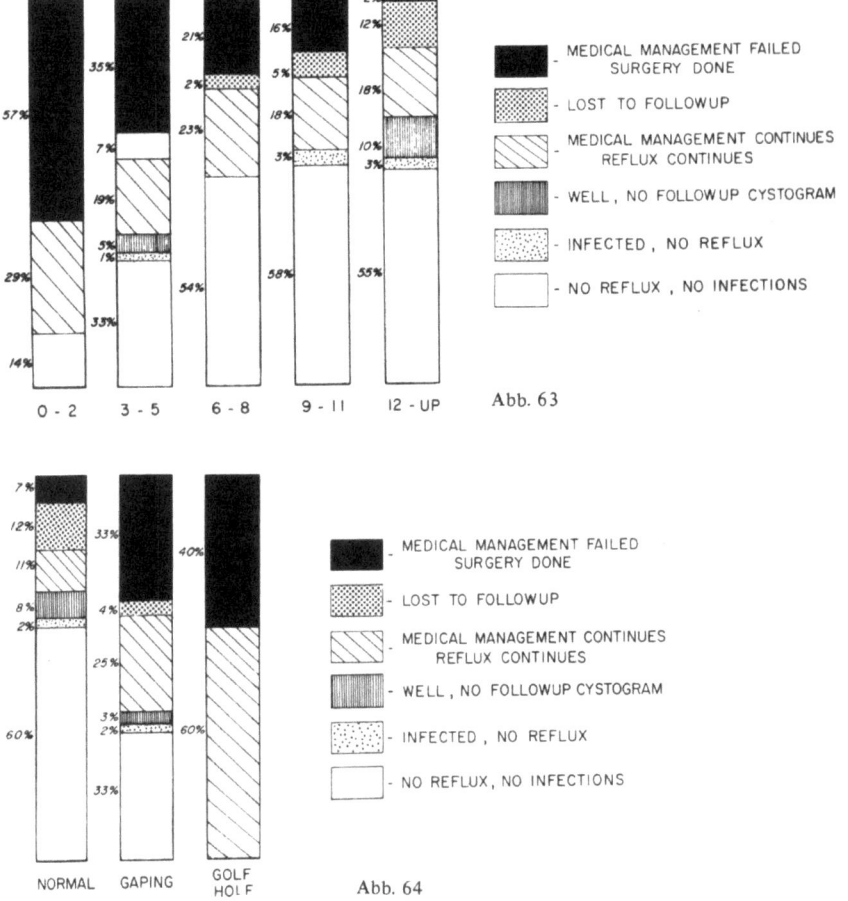

Abb. 63 und 64: Konservative Therapie in Abhängigkeit von der intramuralen Ureterlänge (Abb. 63, in mm unter den Säulen) und der Ostiumpathologie (Abb. 64, unter den Säulen, gaping = klaffend). Nach heutigem Wissensstand ist die Länge des intramuralen Ureters je geringer, desto pathologischer das Ostium ist. Auf die Messung der intramuralen Ureterlänge wird deshalb in Europa verzichtet.
Aus: King LR: Clinical Pediatric Urology, Bd I, Philadelphia–London–Toronto 1976, Saunders; mit freundlicher Erlaubnis von L. R. King sowie W. B. Saunders.

dem ist die Annahme eines Kausalzusammenhangs zwischen HWI einerseits und Parenchymdestruktion bzw. Nierenfunktionsverlust andererseits beim VUR des Menschen noch nicht erlaubt. Die beschriebenen Fälle von HWI und Nierennarben bei fehlendem VUR legen wegen der beschriebenen Begleitbefunde (lateralisierte Ostien, rezidivierende Fieberschübe mit Flankenschmerzen, passagere Gedeihstörungen bzw. Untergewicht) allerdings den Verdacht nahe, daß es sich um zufällig nicht diagnostizierte, intermittierende VUR handelte. Ob in solchen Fällen die Nierennarben ausschließlich im Säuglingsalter entstehen und nur wegen des raschen Nierenwachstums erst später sichtbar werden (Rolleston et al. 1970) ist spekulativ.

54

- Filly et al. (1974b) untersuchten in einer nicht randomisierten Studie ARP versus intermittierende antibiotische Therapie bei 40 VUR der Grade I–IV die Progredienz röntgenmorphologischer Nierenveränderungen. Bei einer mittleren Beobachtungszeit von 3,8 Jahren ergab sich: inital waren 16 Nieren röntgenmorphologisch normal, 24 verplumpt bzw. vernarbt. Neue Nierennarben in vorher normalen Organen traten in 2/16 Fällen, Progression vorhandener Nierennarben in 15/24 = 62,5% auf. Nicht progredient waren 9/24 = 37,5%. Die Progredienz betrug für Grad I 2/9, für Grad II 4/16 und für Grad III und schlechter 11/15 = 73%. Angaben bzgl. des VUR-Verhaltens wurden nicht gemacht, Statistik fehlt. Hatten schon zu Beginn der Therapie Nierennarben bestanden, so traten unter intermittierender antibiotischer Therapie in 15/24 = 62% weitere Nierennarben auf. Es fällt das schlechte Ergebnis der intermittierenden Therapie (Progress in 17/40 = 43%) gegenüber der Dauertherapie auf (vgl. Tab. 6).
- Lenaghan et al. (1976) fanden, daß unter intermittierender konservativer Therapie in 29/44 = 66% der Nieren mit VUR, die prätherapeutisch Nierennarben zeigten, diese progredient waren. Außerdem traten in 13/76 = 17% prätherapeutisch normaler Nieren Narben auf. Die Ergebnisse wurden während 20 Jahren ohne moderne Antibiotika gewonnen. Das prätherapeutische Grading findet sich in Tab. 6.

Arbeiten, die primäre und sekundäre VUR unterscheiden und neben einer ausreichenden prätherapeutischen Diagnostik ein Grading nach der internationalen Klassifikation, ggf. sogar Signifikanzberechnungen (Edwards et al. 1977, Aladjem et al. 1980) enthalten, bilden die Grundlage der derzeitig vertretbaren Empfehlungen für oder gegen eine konservative Therapie, diese Arbeiten sind in Tab. 6. zusammengefaßt.

Die Tab. 6 erlaubt aufgrund der dargestellten Ergebnisse folgende Rückschlüsse:
- Die intermittierende (Lenaghan et al. 1976; vgl. auch Filly et al. 1974b) dürfte der kontinuierlichen niedrig dosierten antibiotischen Langzeitbehandlung unterlegen sein. Hierfür spricht besonders die hohe Rate progredienter Befunde unter intermittierender Therapie.
- Widersprüchlich stellt sich der Zusammenhang zwischen Alter bei Erstdiagnose und Heilungsrate auch in den beiden Arbeiten mit Signifikanzberechnung dar: nach Aladjem et al. (1980) zeigen VUR, die im Lebensalter bis zu 4 Jahren diagnostiziert wurden, eine signifikant höhere Heilungsrate unter konservativer Therapie. Dagegen fanden Edwards et al. (1977), daß die Heilungsrate unter konservativer Therapie unabhängig vom Alter bei Erstdiagnose ist. Insbesondere fand sich während der ersten 2 Jahre nach Therapiebeginn mit 28% keine signifikant höhere Heilungsrate als in den jeweiligen weiteren 2-Jahresabschnitten (durchschnittlich 20%).
- Edwards et al. (1977) fanden keinen signifikanten Zusammenhang zwischen der Anzahl der HWI-Rezidive unter Therapie und der Heilungsrate der VUR.
- Edwards et al. (1977) fanden ein normales Nierenwachstum in 93% ihrer Fälle während des gesamten Beobachtungszeitraumes.
- Bei Edwards et al. (1977) und Aladjem et al. (1980) war in den Graden I und II in 85% bzw. 76% mit Heilung zu rechnen. Dieses Ergebnis ist in beiden Arbeiten signifikant gegenüber den Heilungsraten von 71% bzw. 23,5% für die zusammengefaßten Grade III und IV.

Dieser Befund erlaubt u. E. zur Zeit, bei den Graden I und II auf die ARP zu verzichten und die kontinuierliche antibiotische Dauertherapie vorzunehmen. Allerdings sind hiervon Fälle mit Golflochostien ausgenommen, bei denen u. E. die konservative Therapie noch kontraindiziert ist. Die Begründung hierfür ist bei den prognostischen Überlegungen (vgl. 11. Prognose) noch einmal detailliert dargestellt. Hier sei nur auf die Erfahrungen von King (1976, Abb. 63 und 64) verwiesen, die einen eindeutigen Bezug zwischen Ostiumpathologie und Prognose zeigen. Tendenziell ähnlich die Befunde von Muecke

(1977), der in 70% der VUR mit Stadionostien (Abb. 4) nach 6 monatiger dauernder Chemotherapie keinen VUR mehr fand, jedoch alle VUR mit Hufeisen- und Golflochostien operieren mußte.

Tabelle 6: Derzeitige Ergebnisse der antibiot. Therapie; Literaturzusammenstellung.

Autor/Jahr	Art und Dauer	geheilt (Ureteren)		Progress unter Therapie
		gesamt	nach Graden[1]	
Heikel u. Parkkulainen 1966	kontinuierlich 1–7 Jahre	32/120 = 27%	I: 2/ 9 = 20% II: 19/48 = 40% III: 9/38 = 24% IV + V: 2/25 = 8%	keine Angabe
McGregor u. Freeman, 1975[2]	kontinuierlich ⌀ 53 Monate	22/ 85 = 26%	I: 5/ 7 = 70% II: 3/20 = 15% III–V: 14/58 = 24%	keine Angabe
Lenaghan et al. 1976[3]	intermittierend, bis 18 Jahre	83/167 = 50%	I + II: 65/98 = 66% III: 15/48 = 30% IV + V: 3/21 = 14%	insgesamt 35%, vgl. Text
Edwards et al. 1977[4]	kontinuierlich 7–15 Jahre	90/116[5] = 78%	I: 16/18 = 89% II: 19/22 = 86% III: 49/59 = 83% IV: 6/17 = 41%	in 2% (bzw. 7%)[5]
Aladjem et al. 1980	kontinuierlich ⌀ 50 ± 7,2 Monate	127/178 = 71%	I: 22/ 28 = 79% II: 101/133 = 76% III + IV: 4/ 17 = 23,5%	keine Angabe

[1] Originalangaben teilweise auf die Klassifizierung von Heikel u. Parkkulainen (1966) umgestellt.
[2] Vorläufer mit gleichem Krankengut: Dunn et al. 1964.
[3] Vorläufer mit gleichem Krankengut: Stephens 1972.
[4] Vorläufer mit gleichem Krankengut: Smellie 1967, 1969; Smellie et al. 1975.
[5] Im Verlauf der Nachkontrolle traten 5 vorher nicht nachweisbare VUR Stadium I auf.

— Sieht man von Edwards et al. (1977) mit 49/59 = 83% Heilung für Grad III ab, so ergibt sich für Grad III eine deutlich schlechtere Heilungsrate als für I und II. So sahen Heikel u. Parkkulainen (1966) nur 24% und Lenaghan nur 30% Erfolge mit der antibiotischen Therapie. Die Befunde von McGregor u. Freeman (1975) und Aladjem et al. (1980) differenzieren zwar Grad III nicht von IV und V, zeigen aber die gleiche schlechte Tendenz. U. E. liegen damit trotz der sehr guten Ergebnisse von Edwards et al. (1977) nicht genügend Ergebnisse vor, die eine konservative Therapie bei Grad III erlauben. Das heißt konkreter: wer einen VUR Grad III, bei dem immerhin gegenüber I und II eine bis zu 50% verminderte GFR vorliegt (signifikant; Aperia et al. 1976) und ein vermindertes Nierenwachstum auch bei Fehlen einer HWI zu erwarten ist (Orikasa et al. 1978), nicht operiert, wird nach derzeitigem Wissensstand kaum einen Gutachter finden, der ihn bei Progress exkulpiert. Die Problematik einer jahrelangen zuverlässigen antibiotischen Therapie (Compliance, Zuverlässigkeit der Kontrollen, Strahlenbelastung) sind hierbei noch nicht berücksichtigt.
— Nach Aladjem et al. (1980) und verschiedenen anderen Autoren mit kleinerem Krankengut bzw. Fallbeschreibungen kann bei paraureteralen Divertikeln auch bei VUR der Grade I und II konservativ keine Besserung erreicht werden, es besteht hier eine klare Indikation zur ARP und Divertikulektomie bzw. -einstülpung.
— Die in den neueren Arbeiten besseren Ergebnisse der antibiotischen Therapie dürften am ehesten medikamentenbedingt sein.

56

10.3. Konservative Therapie, Zusammenfassung

- Primäre und sekundäre VUR sind zu differenzieren, sekundäre VUR müssen kausal behandelt werden; für sie gelten die folgenden Überlegungen nicht.
- Wenn auch ein Einzelbefund für die Wahl der Therapieform nie entscheidend sein darf, so hat sich die radiologische Graduierung nach Heikel u. Parkulainen (1966) in die Grade I—V (Abb. 11—16) doch als bedeutsam für die Prognose erwiesen.
- Die Stadien I und II sollten konservativ behandelt werden, wenn keine Golflochostien vorliegen.
- Bei konservativer Behandlung ist die niedrig dosierte dauernde der intermittierenden antibiotischen Behandlung deutlich überlegen.
- Unter niedrig dosierter antibiotischer Dauertherapie ist in den Stadien I und II nur selten mit einer Verschlechterung zu rechnen.
- Bisher sind nennenswerte, ernsthafte Nebenwirkungen der niedrig dosierten antibiotischen Dauertherapie nicht zu erwarten.
- Bei zusätzlicher, auch geringgradiger Harnröhrenenge sollte bei VUR der Grade I—III immer die möglichst frühe Beseitigung des distalen Abflußhindernisses vorgenommen werden (vgl. nachfolgendes Kapitel und Tab. 7 und 8).
- Operieren sollte man vor Vollendung des 3. Lebensjahres nur bei vitaler Indikation.
- Da andererseits nach dem ersten Lebensjahr kein signifikanter Unterschied in der Heilungsrate bezogen auf die Altersgruppen besteht, sollten VUR der Grade IV und V möglichst früh durch ARP bzw. Nephroureterektomie versorgt werden (vgl. 10.4. Operative Therapie).
- Paraureterale Divertikel sind eine Kontraindikation zur konservativen Therapie.

10.4. Operative Therapie

Vor dem umfangreichen Teil über die Antirefluxplastiken (ARP) wird zunächst besprochen, wann eine ARP noch nicht (distales Abflußhindernis) oder nicht mehr (Nephroureterektomie) sinnvoll ist.

10.4.1. Beseitigung distaler Abflußhindernisse

Tab. 7 und 8 zeigen, daß manche VUR allein durch die Beseitigung distaler Abflußhindernisse heilbar sind. Hier und in den Tab. 7 und 8 sind nur primäre VUR gemeint. Distale Abflußhindernisse bei sekundären VUR wie z.B. Harnröhrenklappen (Abb. 20 und 21) oder neurogene Blasenentleerungsstörungen (Abb. 22—24) sind kausal zu behandeln.
Ob ein VUR bei gleichzeitiger distaler Harnröhrenenge (distal urethral stenosis, Meatusstenose, Abb. 36—43) als primär oder sekundär anzusehen ist, kann u.E. bis heute nicht beantwortet werden. Die Ergebnisse der Tab. 7 und 8 sprechen dafür, daß nur VUR I und II direkt oder indirekt (Cystitis durch Meatusstenose) durch eine distale Harnröhrenenge unterhalten werden.
Sicher ist andererseits, daß die Meatusstenose keine „kinderradiologische Normvariante", sondern ein objektiv nachweisbarer, behandlungsbedürftiger pathologischer Befund ist (u. a. Heising u. Seiferth 1978). Neben der klinischen Erfahrung spricht hierfür auch der Nachweis eines definierten pathologisch-anatomischen Substrats der distalen Harnröhrenenge (Lyon u. Smith 1963). Tab. 7 zeigt, daß durch die verschiedenen Formen der Beseitigung distaler Abflußhindernisse wie Bougierung, Urethrotomia interna und Meatotomie in 222/542 = 41% der Fälle der VUR verschwand. Allerdings weisen alle in Tab. 7 zitierten

Autoren darauf hin, daß nur „leichtere" Fälle von VUR für diesen Versuch geeignet sind. Besonders deutlich zeigen dies die Ergebnisse von Melchior et al. (1980, Tab. 8).

Die Erfahrungen mit dem eigenen Krankengut sind bzgl. der Meatotomie nicht quantitativ ausgewertet. Die Ergebnisse der Tab. 7 entsprechen jedoch dem Eindruck nach den eigenen Erfahrungen (Köln); wir nehmen seit 1978 bei den Graden I und II nur noch die Meatotomie vor und kontrollieren nach 6 Monaten mit dem MCUG, so lange kein Golfloch-ostium vorliegt. Während im letzteren Fall die ARP in gleicher Narkose angeschlossen wird, dürften die anderen Ergebnisse denen der Tab. 7 entsprechen. Bei lateralisierten und/oder schwer deformierten Ostien oder bei Grad III dürfte damit die alleinige Beseitigung distaler Abflußhindernisse fast immer unzureichend sein.

Die hier und in Tab. 7 und 8 genannten Ergebnisse erlauben u. E. aber auch folgende Wertung: ist eine Harnröhrenenge nachgewiesen (Kalibrierung!, radiologisch nur Verdachtsdiagnose möglich), so ist der kaum belastenden Meatotomie oder/und Urethrotomia interna bei den Graden I und II ohne Frage der Vorzug vor der antibiotischen Langzeittherapie zu geben. Grad II mit Golflochostien sollte direkt operiert werden.

Tabelle 7: Fälle mit VUR und distalem Abflußhindernis; Verhalten des VUR nach alleiniger Threrapie des distalen Abflußhindernisses (Meatotomie, Urethrotomia interna, Resektion, periodische Dilatation).

Autor	n	geheilt
Allison u. Leadbetter 1972	38	24
Hendry et al. 1973	35 (I + II: 19)	8 (I + II: 7)
	(III + IV: 16)	(III + IV: 1)
King 1976	37	18
May u. Lux 1979	66	26
Scholtmeijer 1979	56	14
Kastert et al. 1980	70	31
Marberger et al. 1980	123	46
Melchior et al. 1980	117	55
	542	222 = 41%

Tabelle 8: Reflux nach Urethrotomie (Urologische Klinik Kassel). Aus: Melchior, H., Eisenberger, F., Stockamp, K.: Verh. Ber. Ges. Urol. 31: 163–165, 1980; mit freundlicher Erlaubnis von H.J. Melchior und Springer-Verlag.

	Reflux prae Op (n)	Reflux post Op (n)	(%)
I°	22	2	9
II°	37	11	29
III°	13	11	85
IV°	1	1	100

10.4.2. Nephroureterektomie

Eine ARP ist bei funktionslosen und bei Nieren mit zu geringer Restfunktion, aber auch bei Nieren mit schweren morphologischen Veränderungen nicht mehr sinnvoll. Wegen der geringen Zahl entsprechender Publikationen gibt es bzgl. der Nierenfunktion keine Absolutwerte. Es erscheint bis auf weiteres sinnvoll, sich nach folgenden Angaben zu richten:
– Kemper u. Straube (1971) forderten als Voraussetzung zur Organerhaltung 15–20% einer altersentsprechend normalen Gesamt-OIH-Clearance.

- Haubensak (1974, 1977) forderte eine OIH-Clearance der betroffenen Niere von mindestens 100 ml/min; 10/47 Erwachsenennieren mußten 1–8 Jahre nach ARP entfernt werden, die Clearances dieser Nieren betrugen präoperativ im Schnitt 60 ml/min.
- Haubensak (1974) zeigte weiterhin, daß die ARP bei doppelseitigem VUR und einem Serum-Kreatinin-Wert von mehr als 200 mmol/l (2,3 mg%) lebensverkürzend, also kontraindiziert ist.

Die Entscheidung für oder gegen die Nephroureterektomie wird sich jedoch nur selten an Laborwerten allein orientieren, sie wird auch meist durch das Urogramm erleichtert. Nach unseren Erfahrungen sind ausgeprägte pyelonephritische Veränderungen im Urogramm besonders bei Erwachsenen auch ohne wesentliche Einschränkung der Nierenfunktion prognostisch ungünstig. Das entspricht den Beobachtungen von Klippel et al. (1977), die eine ARP bei pyelonephritischen Veränderungen im Urogramm mit Einschränkung der Nierenfunktion unter ein Drittel der Norm für kontraindiziert hielten, bzw. Altwein u. Thüroff (1980), die eine ARP bei Erwachsenen nur im Vernarbungsgrad a und b nach Smellie et al. (1975, Abb. 17), in den Graden c und d jedoch nicht mehr indiziert sahen. Solange Hypertonus, rezidierende Pyelonephritiden oder andere ernste Symptome fehlen, kann man auch bei einer gleichseitigen OIH-Clearance von weniger als 100 ml/min die Niere belassen, obwohl eine ARP kontraindiziert ist. Dies gilt besonders deshalb, weil u. E. kein Fall einer nachgewiesenen Nierenfunktionsverbesserung nach einer ARP an deutlich funktionsgestörten Nieren bekannt geworden ist.

Die Entfernung des refluierenden Ureterstumpfes sollte immer vorgenommen werden. Neben Einzelberichten (Kimbrough 1939, Senger et al. 1947, Amar 1964a, Bruce u. Awad 1964, Datta et al. 1968) sprechen auch Beobachtungen an größeren Fallzahlen (McEwen 1963, Lipsky u. Chisholm 1971, Malek et al. 1971, Schneider u. Strohmenger 1974) für die vollständige Entfernung des Ureterstumpfes. Schneider u. Strohmenger (1974) kommen zwar zu dem Ergebnis, daß die zusätzliche Ureterektomie nur bei Stauung oder Erweiterung des Ureters indiziert sei, da dieser einem Divertikel ähnlich eine HWI unterhalten könne. Da diese Ansicht auf nur 5 infizierten und 4 nicht infizierten Fällen beruht und die Operation ohnehin meist bei Kindern vorgenommen wird, bei denen man vom Flankenschnitt ohne Schwierigkeiten in gleicher Lagerung eine totale Ureterektomie vornehmen kann, geben wir der Nephroureterektomie den Vorzug.

10.4.3. Antirefluxplastiken

10.4.3.1. Indikation und Zeitpunkt

Indikation und Zeitpunkt der ARP ergeben sich aus Kapitel 10.2. Derzeitige Indikation und Ergebnisse der konservativen Therapie. Auf die dort referierten Befunde und Schlußfolgerungen wird verwiesen. Danach sind ARP indiziert bei:
- unabhängig vom Refluxgrad
  1. rezidivierenden, therapieresistenten HWI,
  2. paraureteralen Divertikeln,
  3. Unmöglichkeit einer zuverlässigen konservativen Therapie,
  4. u. E. auch bei Golflochostien.
- abhängig vom Refluxgrad
  1. Grad IV, sofern die Nierenfunktion ausreichend ist,
  2. Grad III mit gleichzeitiger Ostiumpathologie und -fehllage wie Lateralisation oder extrem kurzem intramuralem Ureterverlauf,
  3. Grad III und IV bei gleichzeitigen rezidivierenden HWI und/oder nachgewiesenem IRR.

Danach sind ARP kontraindiziert bei:
1. unzureichender Restfunktion der Niere,
2. Nierennarben oder Schrumpfniere mit renalem Hypertonus,
3. sekundären VUR,
4. Nieren, die weniger als 20% einer normalen Gesamt-OIH-Clearance (beider Nieren) leisten oder deren Clearance unter 100 ml/min liegt.
— Sehr dubiös ist die Prognose der ARP bei
1. allen Graden V und solchen Graden IV, die im Urogramm deutliche Parenchymdestruktionen zeigen (Smellie c und d, vgl. Abb. 17),
2. bei refluxiven Megaureteren auch nach vorheriger perkutaner Nephrostomie.

Die Anzeigestellung zur ARP aufgrund von Einzelbefunden (Druckverhältnisse, Entleerung des Ureters während des MCUG, Fehlen oder Vorliegen radiologischer Nierenveränderungen, Fehlen oder Vorliegen einer Infektion oder „Dauerreflux" während des MCUG) ist nach heutigem Wissensstand nicht mehr erlaubt. Die guten Ergebnisse der konservativen Therapie bei den Graden I und II müssen ebenfalls bei der Indikationsstellung berücksichtigt werden. Schließlich sollte man beachten, daß die Zahl der Spätkomplikationen bei den gängigen Antirefluxoperationen in der Größenordnung von 10% liegt. Auch die nicht seltenen Veränderungen am kontralateralen, nicht operierten Harnleiter — deren Prognose zwar günstig erscheint, jedoch bisher nicht wissenschaftlich untersucht ist — ist zu berücksichtigen.

Auch die vorliegenden Angaben über das Nierenwachstum nach ARP sind noch widersprüchlich. Im Gegensatz zu den Arbeiten von McCrae et al. (1974) sowie Willscher et al. (1976a), die eine Beeinträchtigung des Wachstums der Niere nach ARP sahen, ändert sich das Längenverhältnis beider Nieren nach einseitiger ARP nach Babcock et al. (1976) nicht.

Die hier zum Ausdruck gebrachte, für Urologen eher zurückhaltende Indikationsstellung zur ARP gründet sich zusammenfassend auf:

1. die Anzahl der Spätkomplikationen nach ARP von etwa 10%,
2. das Fehlen einer prospektiv randomisierten Behandlungsstudie konservative/operative Therapie,
3. die guten Erfolge der konservativen Behandlung der Grade I und II; II mit Golflochostium sollte u.E. sofort operiert werden,
4. die ganz allgemein günstige Prognose von VUR, die bis zum vollendeten 3. Lebensjahr diagnostiziert wurden,
5. die guten Ergebnisse der alleinigen Behandlung von Harnröhrenengen in geeigneten Fällen,
6. besondere Probleme kleiner Fallgruppen wie refluxive Megaureteren, VUR Erwachsener,
7. die Folgen eines bereits bestehenden IRR sind bisher zu wenig bekannt, möglicherweise ist in solchen Fällen der Zeitpunkt zur ARP bereits vorüber.

Zum Operationszeitpunkt ergibt sich dagegen:
1. vor vollendetem 3. Lebensjahr sollte nur bei vitaler Indikation operiert werden (Bandhauer u. Marberger 1968, Hutch u. Smith 1969, Rolleston et al. 1970, Krepler et al. 1974). Letztere berichteten, daß sich während des 1.–3. Lebensjahres 42/55 = 76% der VUR zurückbildeten, während des Zeitabschnittes 4.–14. Lebensjahr jedoch nur 12/22 = 55%. Auch Kuffer et al. (1975) und Aladjem et al. (1980) konnten in der Altersgruppe 0–12 Monate unter kontinuierlicher niedrig dosierter antibiotischer Behandlung eine Heilung des VUR in fast 100% bzw. 90% unabhängig vom Grad erreichen; dies im Gegensatz zu Edwards et al. (1977).
2. Eine indizierte ARP sollte jenseits des 3. Lebensjahres möglichst schnell durchgeführt werden.

60

Die angegebene Orientierungsmarke des 3. Geburtstages wird nach verschiedenen Schulen different beurteilt. Es ist selbstverständlich, daß eine zu schematische Auffassung hierzu ohnehin nicht vertretbar ist.

10.4.3.2. Methoden

Die Antirefluxplastik (ARP) strebt den Schutz der ipsilateralen Niere vor (weiterer) Infektion, Parenchymdestruktion und Funktionsverlust an. Sie besteht prinzipiell in der Wiederherstellung eines physiologischen uretero-vesikalen Übergangs bzw. in der Wiederherstellung des „funktionellen Einwegventils".

Wegen des komplizierten Verschlußmechanismus während der Miktion (vgl. 2.1. Normale Anatomie und Physiologie) ist einleuchtend, daß einfache Anastomosen von Harnleiter und Blase — Witzel 1896, Young u. Davis 1926, Burns 1928, Dodson 1946, Orr 1950, Boeminghaus 1955, Grey et al. 1957, Valk u. Donald 1959 — hierfür ungeeignet sind. Sie werden deshalb nicht mit Originalabbildung und Ergebnistabelle dargestellt.

Die Methoden nach Lewis u. Cletsoway (1956), Bischoff I bzw. II (1957, 1969) und Gregoir II (1969) wurden ausdrücklich als ARP bei refluierenden Megaureteren angegeben. Die alleinige „Uretero-Vesicopexie" ohne Untertunnellung (Rehbein u. Sigge 1972) hat sich als nicht geeignet erwiesen (Rehbein u. Sigge 1974).

Die in Europa heute fast ausschließlich durchgeführten ARP sind die nach Politano u. Leadbetter (1958), Lich et al./Gregoir (1961/62) sowie die nach Cohen (1975). Ihr verbindendes Prinzip ist die Präparation des distalen Ureters und dessen Verlagerung in einen neu geschaffenen Kanal, der zwischen Mukosa und Muskularis verläuft.

Natürlich bestehen zahlreiche Ähnlichkeiten zwischen den einzelnen Methoden. Neben dem bekannten Fall der unabhängigen, praktisch gleichzeitigen Publikation des gleichen Vorgehens durch Lich et al. (1961) bzw. Gregoir (1962) ergeben sich bei den in Tab. 9 zusammengefaßten Methoden naturgemäß Überschneidungen.

Als Illustrationen der ARP wurden bis auf die Methode nach Bakker die Originalbilder reproduziert.

10.4.3.3. Ergebnisse

Die Ergebnisse der in Europa meist angewandten Methoden sind in Tab. 10–15 zusammengefaßt. Für weniger operativ orientierte Leser findet sich eine Übersicht der Ergebnisse in Tab. 16.

Für alle operativen Ergebnisse (Tab. 10–16) gilt:
— nicht immer war nach der Arbeit die DD primärer/sekundärer VUR möglich,
— gelegentlich waren nephroureterale Doppelanlagen im Kollektiv enthalten,
— gelegentlich waren zusätzliche (behandelte) distale Abflußhindernisse in den Kollektiven enthalten,
— teilweise handelte es sich um einen Operateur, teilweise um Kollektive aus Ausbildungskrankenhäusern,
— die Aussagefähigkeit der Ergebnisse wird durch die Fallzahlen relativiert; Arbeiten mit weniger als 20 Op. wurden deshalb nicht berücksichtigt,
— bei geringfügigen Modifikationen der Originalmethoden wurden die Arbeiten trotzdem aufgenommen,
— „mit Erfolg" operiert heißt: postoperativ kein VUR mehr, keine Stauung, keine Stenose; über postoperative HWI, Nierenwachstum und -funktion bzw. Progress evtl. Nierennarben fehlen bei den operativ tätigen Autoren fast immer Angaben.

Nicht tabellarisch erfaßt wurden die Ergebnisse von Methoden, die
— nicht mit der Zielsetzung ARP angegeben wurden (Witzel 1896, Young u. Davis 1926,

Tabelle 9: Antirefluxplastiken; Literaturzusammenstellung.

Vorgehen	Autor	Stichwort	Abb.	Bemerkungen
transvesikal	Stevens u. Marshall 1943	Fischmaul	65	verlassen
	Politano u. Leadbetter 1958		66–68	
extravesikal	Lich et al. 1961 bzw. Gregoir 1962		69	
	Rehbein u. Sigge 1972	Uretero-vesicopexie	70	als ungeeignet verlassen (Rehbein u. Sigge 1974)
Verlängerung des intravesikalen Ureters	Williams et al. 1961	Advancement	72–73	
	Mathisen 1961	Mathisen II	74	
	Hutch 1963	Hutch II	75	
	Cohen 1966		30	nach Cohen (1975) seit 1966 angewandt
	Glenn u. Anderson 1966		81	
	Ravasini u. Pagano 1973		82	
kombiniert	Hutch 1952	Hutch I	83	verlassen
	Paquin 1959	Nippeltechnik	84–86	heute meist in Kombination mit anderen ARP
	Bakker 1968		87	nach Brillenburg Wurth (1974) von B. 1968 angegeben
für spezielle Indikationen	Mathisen 1953	Mathisen I	–	für uretero-intestinale Anastomosen beschrieben
	Bischoff 1957	Bischoff I	88–89	für Megaureter beschrieben
	Bischoff 1969	Bischoff II	90–91	für Megaureter beschrieben
	Gregoir 1969	Gregoir II	92–95	für Megaureter beschrieben

Burns 1928, Dodson 1946, Orr 1950, Boeminghaus 1955, Grey et al. 1957, Valk u. Donald 1959),
– als ungeeignet von den Beschreibern selbst widerrufen wurden (Rehbein u. Sigge 1972, 1974),
– Einzelmitteilungen der Verfasser blieben (Mathisen II 1961, Ravasini u. Pagano 1973, Bakker bzw. Brillenburg Wurth 1974).
Kuffer et al. (1969) berichteten zwar über 79/101 = 78% erfolgreich operierter Fälle nach Mathisen II, dies blieb eine Einzelmitteilung. Auch blieb die Methode nach Ravasini u. Pagano (1973) bisher eine Einzelmitteilung der Beschreiber, desgleichen die Methode nach Bakker, die lediglich von Brillenburg Wurth (1974) berichtet wurde.
– speziell für Megaureteren angegeben wurden (Bischoff I 1953, Bischoff II 1969, Gregoir II 1969).
Im übrigen ist bei solchen Methoden die geringe Fallzahl die Regel, so berichten 11 Arbeiten über 242 nachuntersuchte Op. nach Bischoff I, von denen 172 erfolgreich waren, 62 rezidivierten und 8 stenosierten. Nur 5 Autoren hatten jeweils mehr als 20 Fälle operiert (Bischoff 1961, Williams u. Eckstein 1965b, Zvara et al. 1967, Spellmann et al. 1969, Stefan 1970), die restlichen Autoren berichten über zwischen 7–18 Fälle (Gregoir 1964, Ansell 1966, Bettex et al. 1966, Scott 1966, Seiferth et al. 1972, Servadio 1975). So erreichten die erstgenannten größeren Kollektive mit 127/164 = 77% operativen Erfolgen erwartungsgemäß ein besseres Ergebnis als die kleineren Kollektive, die in 45/78 = 57% erfolgreich waren.

62

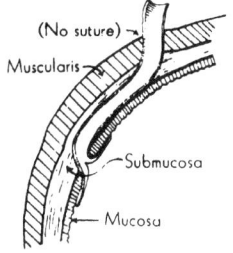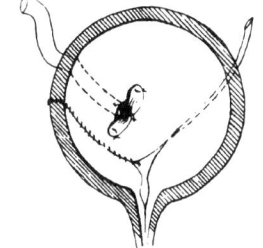

Fig. 1. Diagram of method of reimplantation of ureter into bladder.

Fig. 2. Diagram of intravesical view of ureteral reimplantation, following bladder resection.

Abb. 65: ARP nach Stevens u. Marshall (1943), die in Fig. 1 das Prinzip der submukösen Verlagerung als erste beschreibt.

Aus: Stevens AR, Marshall VF: Surg Gynec Obstet 77: 585–594, 1943. Mit freundlicher Erlaubnis von Surgery, Gynecology u. Obestetrics, Chicago.

Tabelle 10: ARP nach Politano–Leadbetter (1958), Ergebnisse; Literaturzusammenstellung. Arbeiten mit weniger als 20 Fällen wurden nicht aufgenommen.

Autor	nach-untersuchte Harnleiter	mit Erfolg	Rezidiv bzw. persistierend	Stenose
Politano 1963	162	156	6	5
Williams u. Eckstein 1965b	53	51	2	3
Bruziere 1966	50	47	–	3
Garret u. Switzer 1966	94	89	1	4[1]
Parkkulainen 1966[2]	63	42	21	–
Harrow 1967	26	24	–	2
Hutch et al. 1968	44	42	2	–
Buourne 1969	44	41	3	–
De Weerd et al. 1969	142	125	6	11
Hendren 1969	541	524	4	13
Herberman et al. 1969	33	31	–	2
Bettex u. Kuffer 1969	82	80	–	2
Moormann et al. 1970	71	61	1	9
Price et al. 1970	191	185	–	–
Elo 1971	40	31	9	–
Strohmenger et al. 1971	103	79	6	10
Kendall u. Karafin 1972	64	57	7	–
Krepler et al. 1972	52	39	11	2
Warren et al. 1972	50	48	2	–
Brannan et al. 1973	64	60	4	–
Wesselhoeft u. De Luca 1973	63	58	5	–
Battke u. Knorr 1974	32	29	–	3
Govan et al. 1975	105	88	17	8
Gosalbez u. Bustamante 1975	78	64	3	11
Servadio 1975	20	16	4	–
Clark u. Hosmani 1976	56	53	2	1
Uehlig u. Wear 1976	59	55	–	4
Jakobsen et al. 1977	110	95	12	3
Heising et al. 1979	274	248	14	12
Carpentier et al. 1980	100	91	9	3
	2866	2609 = 91%	151 = 5,3%	111 = 3,9%

[1] Davon 3 neurogene Blase
[2] Modifiziert nach Paquin (1959) und Stevens u. Marshall (1943), nur ab Grad II operiert.

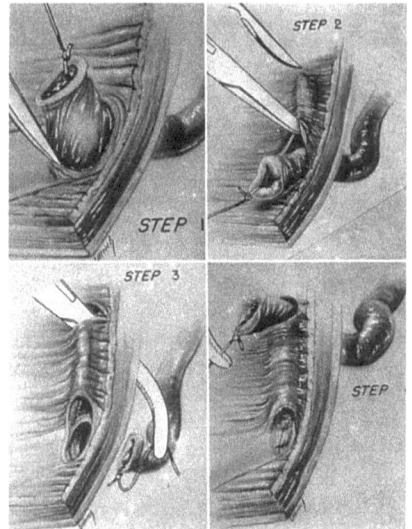

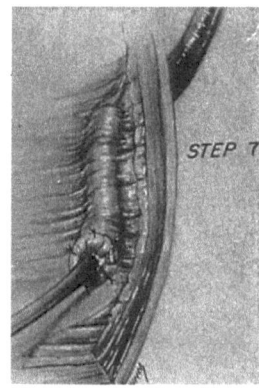

Abb. 68

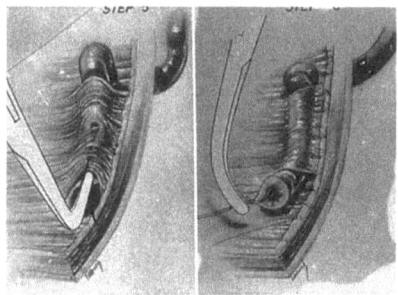

Abb. 67

Abb. 66

Abb. 66–68: ARP nach Politano u. Leadbetter (1958).
Aus: Politano VA, Leadbetter WF: J Urol **79:** 932–941, 1958; mit freundlicher Erlaubnis von Williams u. Wilkins, Baltimore.

Wie Tab. 16 zeigt, sind ARP nach den in größerem Maße eingesetzten Methoden mit 91,7% „Erfolg" einscheinbar sehr zufriedenstellendes Ergebnis. Dabei ist aber zu bedenken, daß die Literatur zum weitaus größten Teil aus einer Zeit stammt, in der jeder VUR als grundsätzlich operationswürdig angesehen und operiert wurde. Der Begriff „Erfolg" bezieht sich ausschließlich auf die Beseitigung des VUR, jedoch nicht auf weitere wichtige Symptome wie HWI, Gedeihen, Nierenwachstum, ggf. auch nicht auf die Spätkomplikationen.

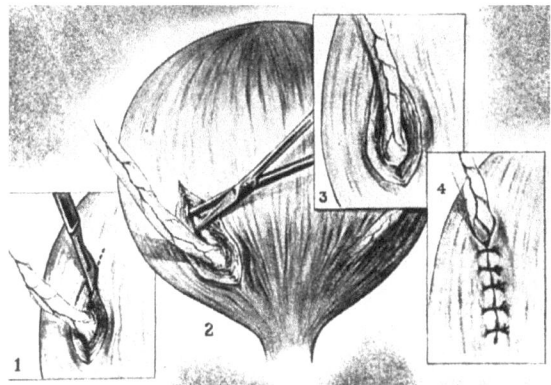

Abb. 69: Extravesikale Methode nach Lich et al. (1961) sowie Gregoir (1962).
Aus: Lich R, Howerton LW, Davis LA: J Urol **86:** 554−558, 1961; mit freundlicher Erlaubnis von
Williams u. Wilkins, Baltimore.

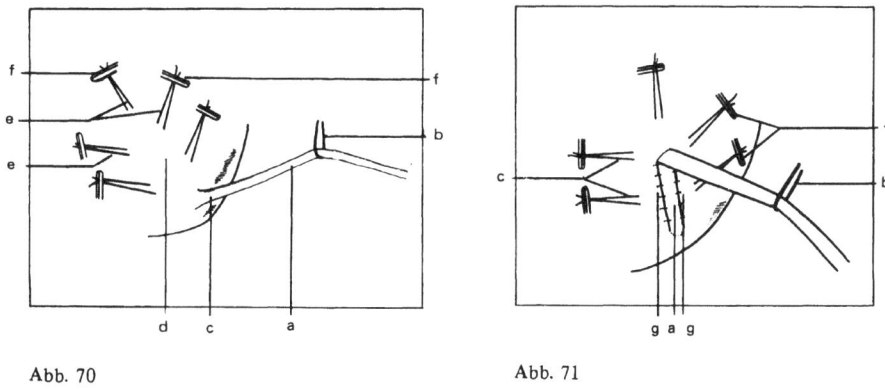

Abb. 70   Abb. 71

Abb. 70−71: Ureterovesikopexie nach Rehbein u. Sigge (1972). Von den gleichen Verfassern 1974
verworfen.
Aus: Rehbein F, Sigge W: Dtsch med Wschr **97:** 1369−1371, 1972; mit freundlicher Erlaubnis von F.
Rehbein und Thieme Verlag, Stuttgart.

Die guten Ergebnisse der konservativen Behandlung (Tab. 6) und der Beseitigung distaler
Abflußhindernisse allein (Tab. 7 und 8) lassen eine solche aggressive Indikation heute in
anderem Licht erscheinen. Auch die Zahl der Spätkomplikationen mit insgesamt 8,3% ist
zwar für einen mittelgroßen operativen Eingriff als relativ niedrig anzusehen, dies sollte jedoch keinerlei Veranlassung zu unkritischer Operationsindikation sein. Was eine solche
„Spätkomplikation" im Einzelfall bedeuten kann, wird z.B. an später dargestellten entsprechenden Verläufen aus dem eigenen Krankengut klar (Abb. 60−62, 96−119).

65

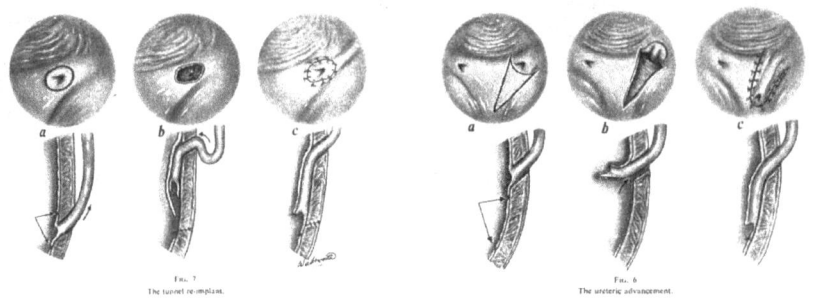

Abb. 72   Abb. 73

Abb. 72–73: Advancement-Methode nach Williams et al. (1961).
Aus: Williams DI, Scott J, Turner-Warwick RT: Br J Urol **33:** 435–441, 1961; mit freundlicher Erlaubnis von Longman Group, Harlow.

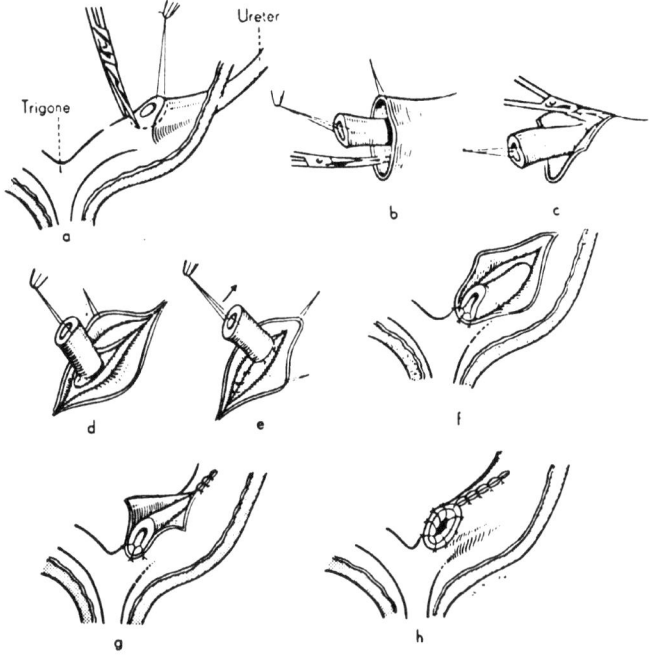

Abb. 74: Methode nach Mathisen (1961).
Aus: Mathisen W: Surg Gynec Obstet **118:** 965–971, 1964; mit freundlicher Erlaubnis von W. Mathisen und Memorial Foundation, Chicago.

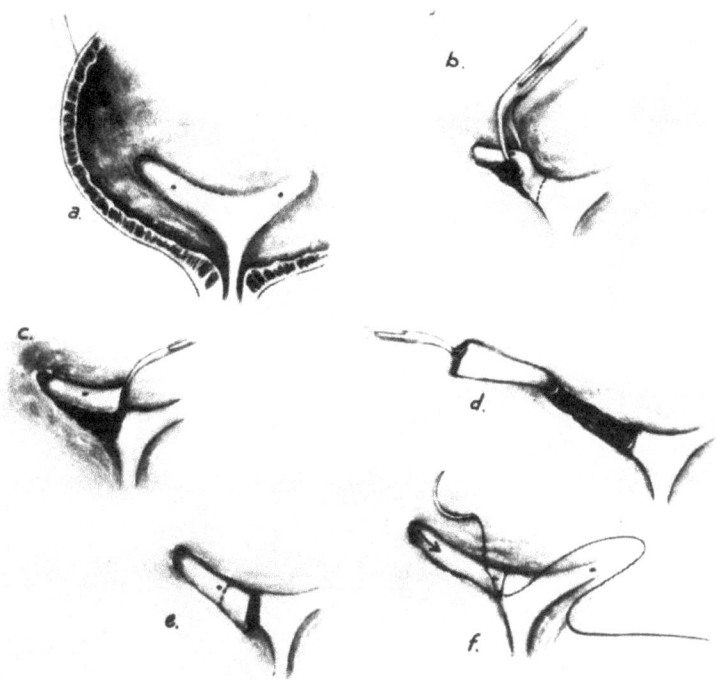

Abb. 75: Methode Hutch II.
Aus: Hutch JA: J Urol **89:** 180–184, 1963; mit freundlicher Erlaubnis von Williams u. Wilkins, Baltimore.

Bedenkt man zusätzlich die Belastungen durch Krankenhausaufenthalt, Narkose, Frühkomplikationen sowie die Tatsache, daß in dem Begriff „mit Erfolg" in der Literatur in den meisten Fällen lediglich die Beseitigung des VUR, nicht jedoch subjektive Spätbeschwerden und insbesondere das Persistieren des HWI berücksichtigt sind, so erscheinen die Zahlen der Tab. 16 in einem etwas anderen Licht.
Sie sind daher nicht geeignet, unsere eher zurückhaltende Einstellung zur ARP zu revidieren.

10.4.3.4. Komplikationen

Wir unterscheiden Frühkomplikationen, die während des stationären Aufenthaltes auftreten von Spätkomplikationen, die im Verlauf der Nachbeobachtung festgestellt werden (z.B. Stenosen, Rezidive, Pseudorezidive = persistierende VUR). Auf allgemeine operationsjedoch nicht methodenbedingte Komplikationen wie Nachblutung, Infektion, Pneumonie oder Embolie wird in der Folge nicht eingegangen.

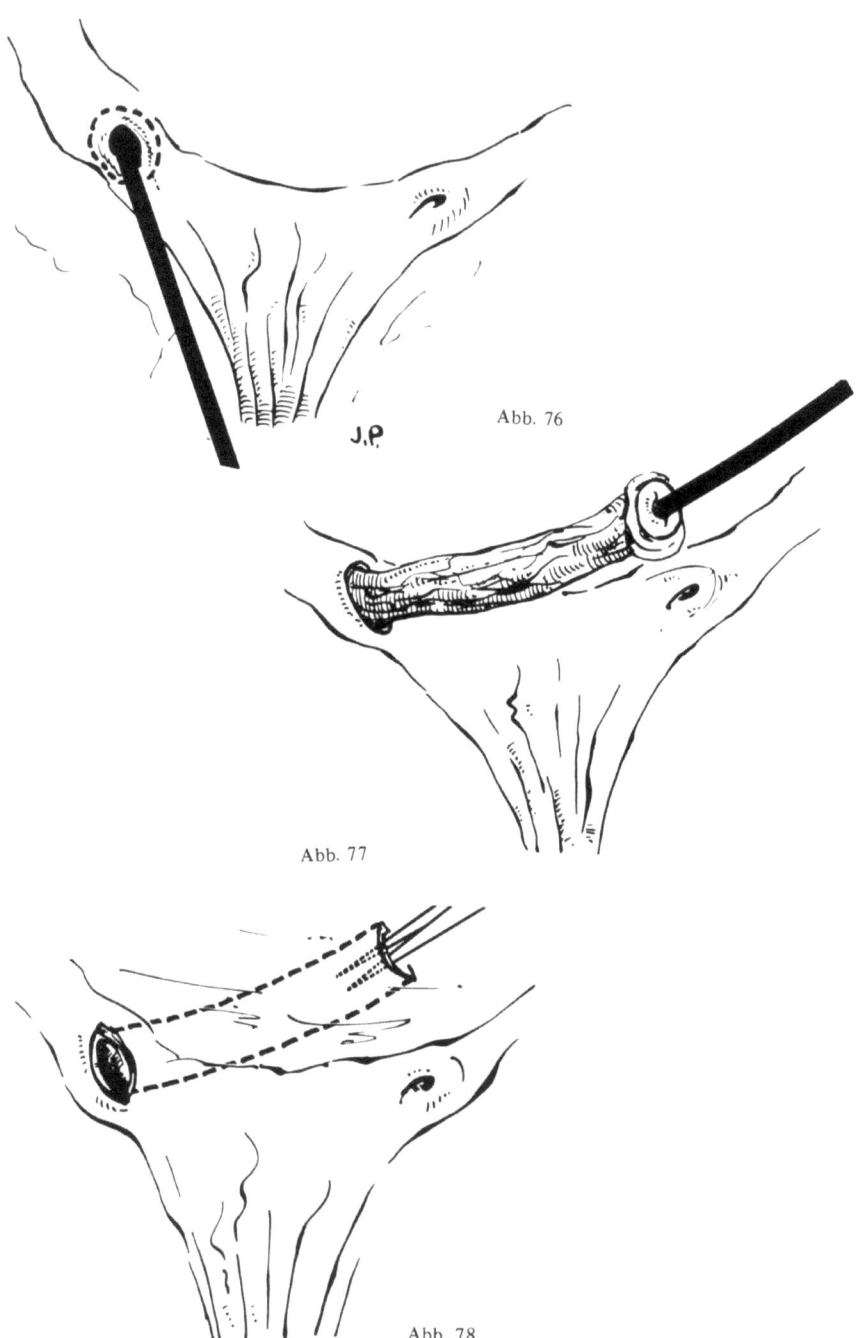

Abb. 76

J.P.

Abb. 77

Abb. 78

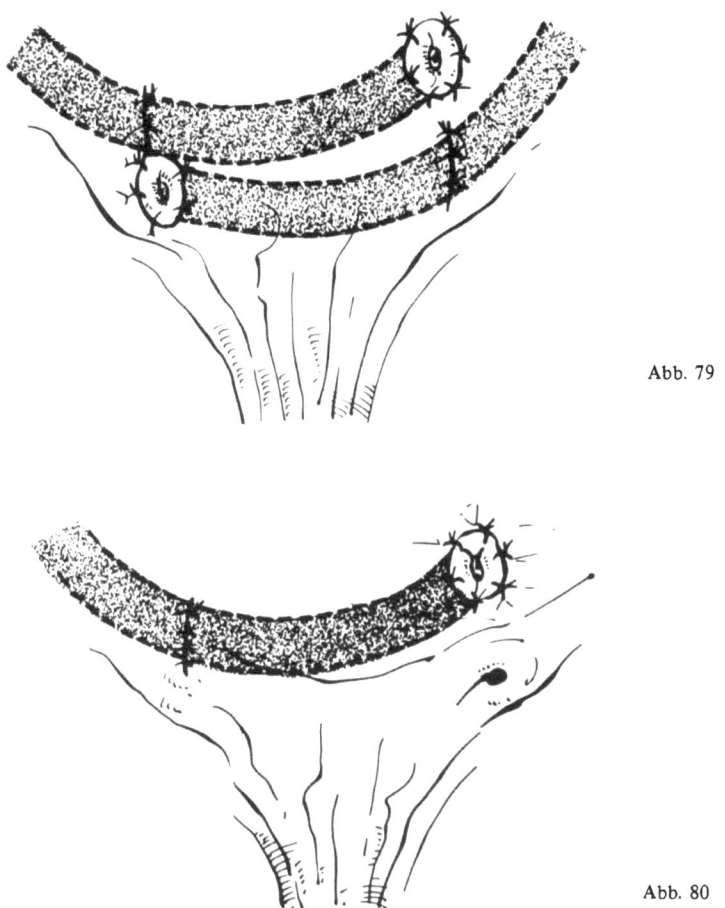

Abb. 79

Abb. 80

Abb. 76–80: ARP nach Cohen (1966).
Aus: Cohen SJ: Akt Urol **6:** 1–8, 1975; mit freundlicher Erlaubnis von S.J. Cohen und Thieme Verlag, Stuttgart.

10.4.3.4.1. Frühkomplikationen

Als Frühkomplikation sehen wir in erster Linie die vorübergehende, stauungsbedingte Pyelonephritis. Sie tritt häufig bei pyelonephritisch vorgeschädigten Nieren und solchen mit therapieresistenten HWI auf. Eine wesentliche Rolle in der Pathogenese solcher Exazerbationen spielt nach den Ergebnissen des Tierversuchs (vgl. 10.4.3.5. Tierexperimentelle Befunde nach ARP) das bisher offensichtlich in seinem Ausmaß unterschätzte kurzfristige postoperative Ödem bei Methoden, die eine Ureteroneocystostomie beinhalten (Heising 1980).
Als Prophylaxe dieser Komplikation kann die vorübergehende Schienung der neu angelegten Anastomose bei derartig vorgeschädigten oberen Harnwegen nicht dringend genug

69

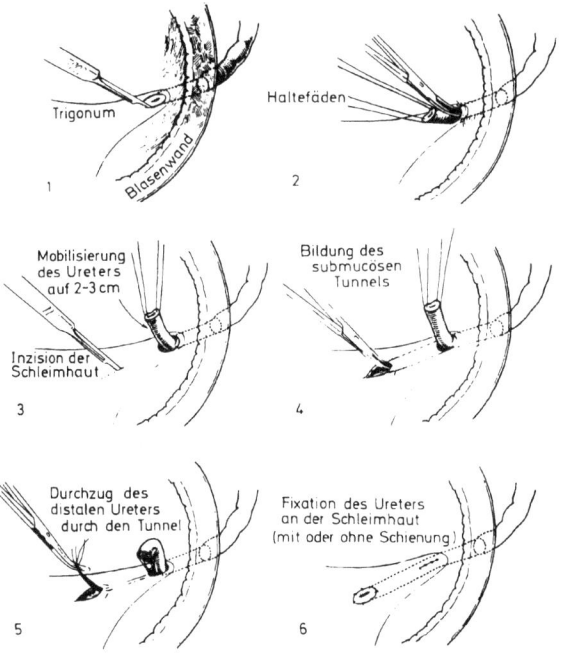

Abb. 81: Methode nach Glenn u. Anderson (1961).
Aus: Urologe A 7: 153–158, 1968 (identisch mit 1961, hier jedoch deutsche Legende); mit freundlicher Erlaubnis von J. F. Glenn sowie Springer-Verlag, Heidelberg.

empfohlen werden. Dagegen ist u. E. eine generelle Antibiotikaprophylaxe nicht indiziert. Eine weitere methodenspezifische, aber sehr seltene Frühkomplikation ist die Ureterhautfistel. Sie tritt meist am 4. oder 5. p. op. Tag auf und ist oft Folge blander, eng umschriebener Ureterdefekte. Sie sind am ehesten durch Verletzung nutritiver Harnleitergefäße infolge zu rigoroser Skelettierung des Ureters oder durch zu großzügigen Gebrauch des Elektrokauters zu erklären. Da sie naturgemäß mit einer Stenose einhergehen, wird darauf bei den Spätkomplikationen noch eingegangen.

10.4.3.4.2. Spätkomplikationen

Für die in ausreichender Zahl angewandten Operationsmethoden wurde die Rate der Spätkomplikationen in Tab. 16 dargestellt. Bei 543/6537 = 8,3% der ARP traten Spätkomplikationen auf, davon 369/6537 = 5,6% Rezidive oder Pseudorezidive und 174/6537 = 2,7% Stenosen.
Da jedoch nur die gebräuchlichsten ARP und nur Arbeiten mit mehr als 20 Fällen berücksichtigt wurden, sind folgende Rückschlüsse erlaubt:
– die erfolgreichste Methode ist die nach Cohen (1975), die Gesamtergebnisse anderer Methoden dürften jedoch kaum signifikant schlechter sein,

70

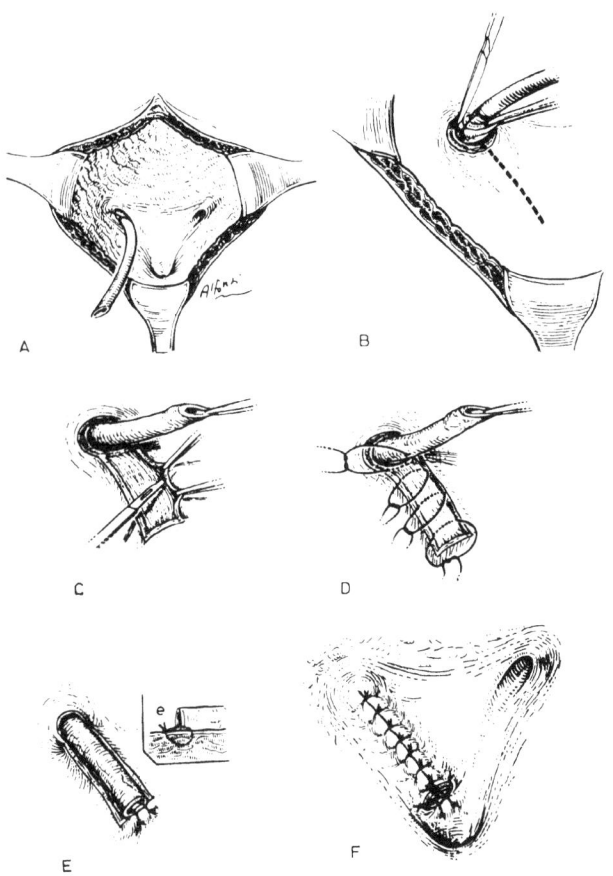

Abb. 82: Operationsmethode nach Ravasini u. Pagano (1973), vgl. Mathisen 1961 (Abb. 74), Glenn u. Anderson (1961, Abb. 81) sowie Bakker (Abb. 87).
Aus: Ravasini G, Pagano F: Urol Int **28:** 56–64, 1973; mit freundlicher Erlaubnis von S. Karger-Verlag, Basel.

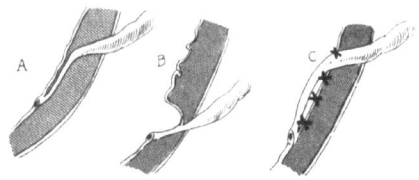

Abb. 83: Methode nach Hutch I (1952).
Aus: Hutch JA: Urol **68:** 457–467, 1952; mit freundlicher Erlaubnis von Williams u. Wilkins, Baltimore.

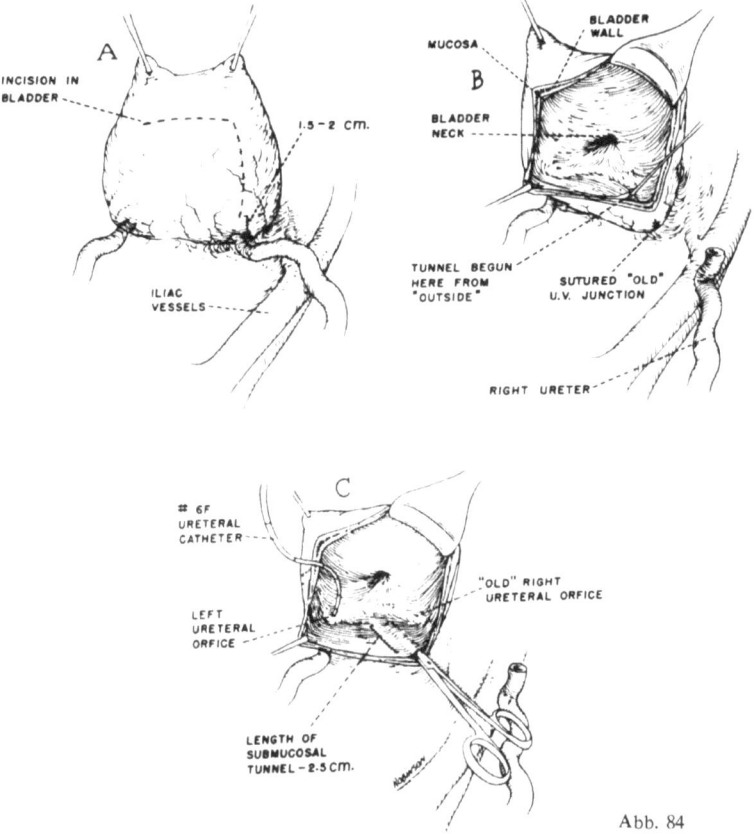

Abb. 84

— die Zahl der Spätkomplikationen ist nach den Advancement-Methoden am höchsten, nach Cohen (1975) am niedrigsten. Die Gesamtzahl an Spätkomplikationen anderer Methoden unterscheidet sich kaum,
— besonders (pseudo)rezidivgefährdet sind neben den Advancement-Methoden die Methode nach Hutch I (1952) und Paquin (1959),
— besonders stenosegefährdet ist die Methode nach Politano–Leadbetter (1958), in geringerem Maße die nach Cohen (1975).

10.4.3.4.3. Eigenes Krankengut

Die Vielfalt möglicher Spätkomplikationen soll hier anhand des eigenen Krankengutes dargestellt werden[1]. Hierfür wurden nur Fälle herangezogen, die mindestens 5 Jahre nach-

---

[1] Wir danken Herrn Prof. Dr. K.-F. Albrecht (Direktor der Urologischen Klinik Wuppertal) für die freundliche Erlaubnis und tatkräftige Unterstützung bei der langjährigen gemeinsamen Publikation der Ergebnisse.
Die im Bild dargestellten Komplikationen sind sämtlich Verläufe aus Köln.

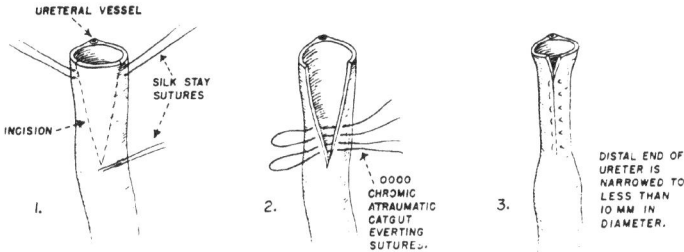

FIG. 3. If ureter is more than 8–10 mm. in diameter, wedge of tissue is excised proximally for about 30–40 mm.

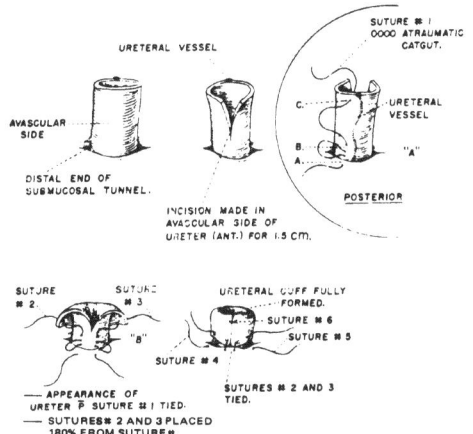

FIG. 4 Cuff is devised at terminal end of ureter.

Abb. 85

untersucht werden konnten. Operiert wurde lediglich nach den Methoden Politano u. Leadbetter (1958) und Lich et al./Gregoir (1961/1962).

Ersteingriffe, erste und ggf. zweite Revision in Abhängigkeit vom benutzten Ersteingriff sind in den Tab. 17–20 für das eigene Krankengut dargestellt.

Wie Tab. 17–20 zeigen, sind Spätkomplikationen im eigenen Krankengut etwas höher, insgesamt jedoch nicht wesentlich abweichend von den Ergebnissen anderer Autoren (vgl. Tab. 16) – sicherlich bedingt dadurch, daß beide Kliniken des eigenen Krankengutes Ausbildungskliniken sind.

Aufgrund der in den Tab. 17–20 dargestellten eigenen Erfahrungen mit den Spätkomplikationen hat sich bei uns folgendes Vorgehen bewährt:

Ersteingriff nach Politano u. Leadbetter (1958):
– bei Stenosen sollte vor einer Revision eine mindestens dreimonatige konservative Behandlung angestrebt werden. Sie ist symptomdiktiert, umfaßt jedoch meistens die transurethrale Schienung der Anastomose, bei stauungsbedingter Pyelonephritis zusätzlich antibiotische Behandlung. Selbstverständlich können die Patienten intermittierend bei

73

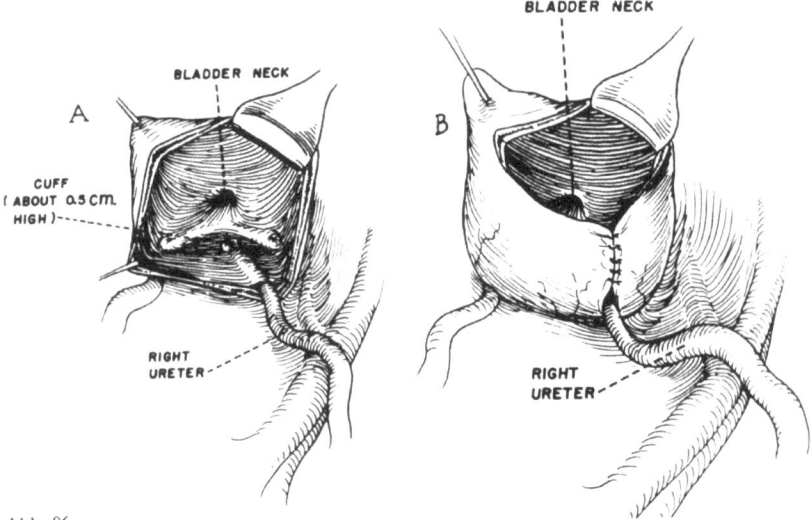

Abb. 86

Abb. 84–86: Operationsmethode nach Paquin (1959). Sie verbindet die submuköse Untertunnelung (Abb. C) mit der plastischen Umwandlung des neu gewonnenen distalen Ureterendes in einen „Nippel" (Fig. 3 und 4).
Aus: Paquin AJ: J Urol **82:** 573–583, 1959; mit freundlicher Erlaubnis von Williams u. Wilkins, Baltimore.

zufriedenstellenden Wundverhältnissen entlassen werden. Führt diese konservative Behandlung nicht zum Erfolg, so sollte man je nach intraoperativem Befund bei der ersten Revision lediglich eine Ureterolyse und Schienung oder aber die Reimplantation nach Politano—Leadbetter vornehmen.
- Bei Rezidiven kann anhand der eigenen Erfahrung keine gültige Empfehlung gegeben werden. Allerdings wird deutlich, daß das mindestens dreimonatige konservative Zuwarten mit 2 von 12 erfolgreichen entsprechenden Fällen unbefriedigend ist. Wir halten heute eine schnelle Revision beim (Pseudo)Rezidiv ebenfalls nach der Methode Politano-Leadbetter für indiziert. Wir wählen die gleiche Methode als Revision deshalb, weil nach unseren Erfahrungen die Reimplantation einfacher ist als die extravesikale Korrektur.

Ersteingriff nach Lich et al./Gregoir (1961/1962)
- bei Stenosen hat die konservative Therapie (retrograde Schienung, ggf. Antibiotika) eine gute Prognose. Diese Rückbildung kann jedoch bis zu 12 Monaten dauern. Wenn die seitengleiche Nierenfunktion, die lokalen Verhältnisse und die evtl. HWI es erlauben, nehmen wir deshalb heute eine operative Revision solcher Stenosen frühestens nach einem Jahr vor.
- Bei (Pseudo)Rezidiven sollte die Revision nicht zu lange hinausgeschoben werden. Wir haben mit konservativer Therapie nur wenig Erfolg gehabt (3/14 Fälle). Die Korrektur solcher Rezidive kann bei Kindern nach Politano u. Leadbetter (1958) oder Lich et al./ Gregoir (1961/1962) erfolgen.
- Zeigen erwachsene Patienten Rezidive, so ist die Revision nach Politano u. Leadbetter (1958) angezeigt.

74

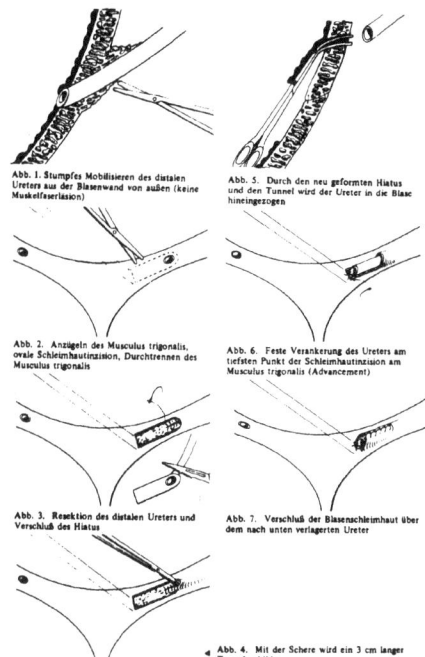

Abb. 1. Stumpfes Mobilisieren des distalen Ureters aus der Blasenwand von außen (keine Muskelfaserläsion)

Abb. 2. Anzügeln des Musculus trigonalis, ovale Schleimhautinzision, Durchtrennen des Musculus trigonalis

Abb. 3. Resektion des distalen Ureters und Verschluß des Hiatus

Abb. 4. Mit der Schere wird ein 3 cm langer Tunnel gebildet.

Abb. 5. Durch den neu geformten Hiatus und den Tunnel wird der Ureter in die Blase hineingezogen

Abb. 6. Feste Verankerung des Ureters am tiefsten Punkt der Schleimhautinzision am Musculus trigonalis (Advancement)

Abb. 7. Verschluß der Blasenschleimhaut über dem nach unten verlagerten Ureter

Abb. 87: Operationsmethode nach Bakker (1968) zit u. Abb. nach Brillenburg Wurth (1974). Vgl. die bereits dargestellten Techniken der intravesikalen Ureterverlängerung.

Aus: Brillenburg Wurth GH: 1974, in: Strohmenger 1974a; mit freundlicher Erlaubnis von G. Brillenburg Wurth und Thieme-Verlag, Stuttgart.

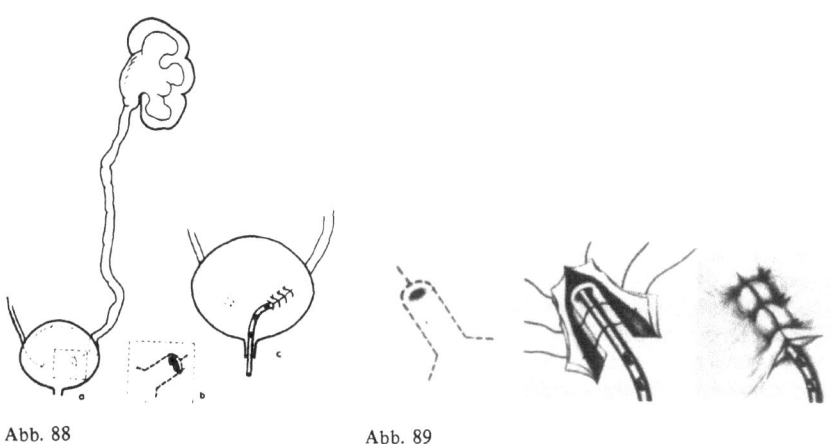

Abb. 88

Abb. 89

Abb. 88–89: Operationsmethode nach Bischoff I, angegeben für Megaureteren.

Aus: Bischoff PF: Br J Urol **29**: 416–423, 1957; mit freundlicher Erlaubnis von Longman Group, Harlow.

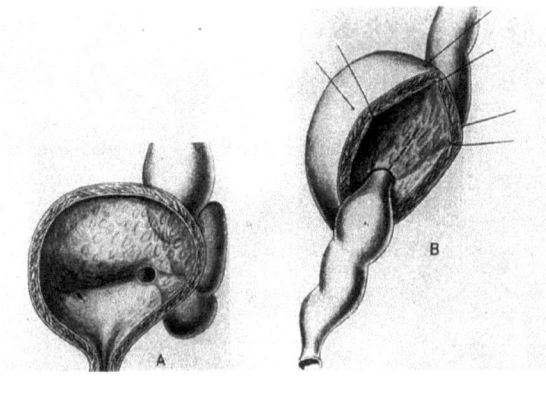

Abb. 90

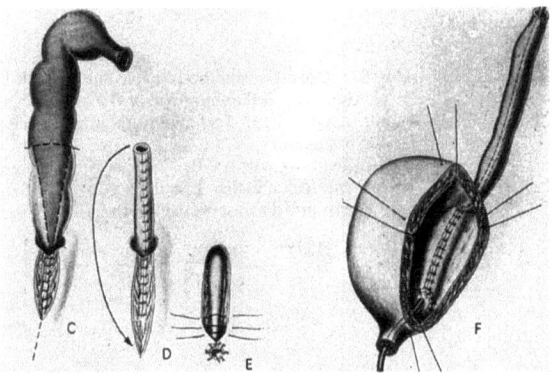

Abb. 91

Abb. 90–91: Operationsmethode nach Bischoff II, ebenfalls angegeben für Megaureteren.
Aus: Bischoff PF: Z Urol **62:** 883–895, 1969; mit freundlicher Erlaubnis von VEB Georg Thieme, Leipzig.

— Aufgrund der sehr hohen Rate von Spätkomplikationen bei Erwachsenen (24%) operieren wir VUR bei Erwachsenen heute nicht mehr nach Lich et al./Gregoir (1961/1962).
Eigene Erfahrungen mit der Operation nach Cohen (1975) haben wir nicht.
Welche schweren und belastenden Verläufe sich hinter dem Wort „Spätkomplikationen" verbergen können, wird durch Abb. 60–62 und 96–119 illustriert (Verläufe aus Köln).
Welche schweren und belastenden Verläufe sich hinter dem Wort „Spätkomplikationen" verbergen können, wird durch Abb. 60–62 und 96–119 illustriert.

10.4.3.4.4. Ergebnisse anderer Autoren

Die Zahl der erfolgreichen Op. ist zwar aus der Literatur gut greifbar (vgl. Tab. 16) die Aufschlüsselung nach Zahl und Art der Spätkomplikationen fehlt jedoch meist.
Die Empfehlungen zur Vermeidung und Therapie decken sich dagegen in der Literatur weitgehend und lassen sich wie folgt zusammenfassen:

76

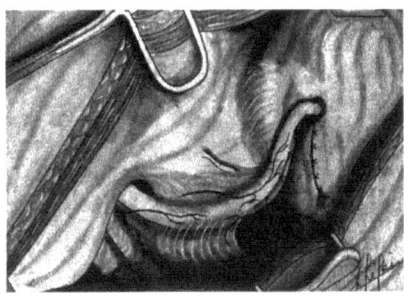

Abb. 92

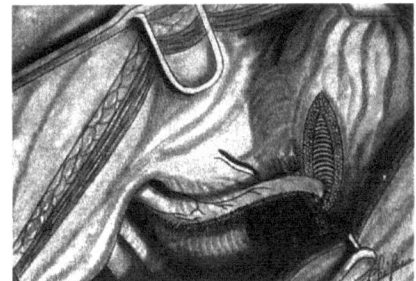

Abb. 93

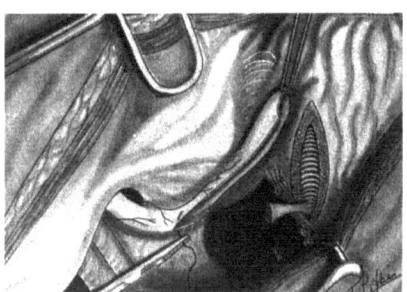

Abb. 94

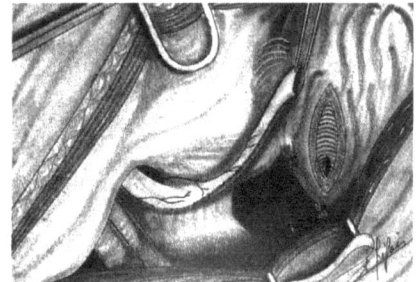

Abb. 95

Abb. 92–95: Operationsmethode nach Gregoir II, 1969; angegeben für Megaureteren.
Aus: Gregoir W: Urol int **24**: 502–526, 1969; mit freundlicher Erlaubnis von W. Gregoir und S. Karger-Verlag, Basel.

Ersteingriff nach Politano u. Leadbetter (1958)

Zur Vermeidung von Spätkomplikationen wird empfohlen:

- eine ausreichende Mobilisation des Ureters nach proximal, mindestens bis zur A. uterina bzw. zum Lig. umbilicale lat. (Martin u. Kaufman 1967, Klippel et al. 1977, Heising et al. 1979).
- ausreichende intramurale bzw. submuköse Tunnellänge (Tocci et al. 1976, Klippel et al. 1977).
- besondere Vorsicht ist während der Perforation der Harnblasenwand zwecks Ureterdurchzug angezeigt, so beschrieben Tocci et al. (1976) einen Fall von transintestinalem Ureterdurchzug, ein weiterer Fall ist uns bekannt. Im eigenen Krankengut fand sich ein Fall von transperitonealem Ureterdurchzug, der letztlich zur Nephroureterektomie führte (Abb. 111–113). Carpentier et al. (1980) berichteten einen Fall von Harnleiterdurchzug durch das Colon sigmoideum.

77

Tabelle 11: ARP nach Lich et al. (1961) bzw. Gregoir (1962), Ergebnisse; Literaturzusammenstellung. Arbeiten mit weniger als 20 Fällen wurden nicht aufgenommen.

Autor	nach-untersuchte Harnleiter	mit Erfolg	Rezidiv bzw. persistierend	Stenose
Howerton u. Lich 1963	21	15	6	–
Vergison et a. 1966	24	21	3	–
Lobstein u. Wiegmink 1967	23	23	–	–
Lurz u. Lucius 1967	23	23	–	–
Strohmenger 1970 b	82	66	16	2
Fritz et al. 1971	28	22	6	–
Gharib u. Heiming 1973	82	69	3	3
Battke u. Knorr 1974	34	20	12	–
Gosalbez u. Bustamante 1975	64	60	2	2
Gregoir u. Schulman 1977[1]	409	389	13	7
Hampel et al. 1977	76	74	2	–
Klippel et al. 1977[2]	4 24	415	7	2
McDuffie et al. 1977	76	74	2	–
Heising et al. 1979	259	233	17	9
Rösner et al. 1980	111	105	5	–
Wienhöwer et al. 1980	180	168	12	–
	1916	1777 = 93%	108 = 5,6%	25 = 1,3%

[1] Vorläufer mit gleichem Krankengut: Arap et al. 1971.
[2] Vorläufer mit gleichem Krankengut: Wulff et al. 1971, Hohenfellner 1971.

Tabelle 12: Operationsergebnisse nach den „Advancement"-Methoden (Williams et al. 1961, Hutch 1963, Ravasini u. Pagano 1973). Ergebnisse, Literaturzusammenstellung. Arbeiten mit weniger als 20 Fällen wurden nicht aufgenommen.

Autor	nach-untersuchte Harnleiter	mit Erfolg	Rezidiv bzw. persistierend	Stenose
Eliason u. Smith 1967	72	63	9	–
Hutch et al. 1968	83	72	11	3
Ravasini u. Pagano 1973	37	37	–	–

Tabelle 13: ARP nach Cohen (1975), Ergebnisse, Literaturzusammenstellung; Arbeiten mit weniger als 20 Fällen wurden nicht aufgenommen.

Autor	nach-untersuchte Harnleiter	mit Erfolg	Rezidiv bzw. persistierend	Stenose
Cohen 1975	189	181	2	6
Cukier et al. 1975	121	115	–	6
Carpentier et al. 1980	100	97	3	–
	410	393 = 95,9%	5 = 1,2%	12 = 2,9%

Zur Therapie von Spätkomplikationen wird empfohlen:
— die Reoperation nach Politano—Leadbetter ohne (Filly et al. 1974, Jakobson et al. 1977) oder mit passagerer Nephrostomie (Weiss et al. 1971, Kierfeld 1974). Nach unseren Erfahrungen ist die passagere Nierenbeckenentlastung nicht notwendig.
— die Reoperation nach Cohen (Klippel et al. 1977).

Tabelle 14: ARP nach Hutch I (1952), Ergebnisse, Literaturzusammenstellung. Arbeiten mit weniger als 20 Fällen wurden nicht aufgenommen.

Autor	nach-untersuchte Harnleiter	mit Erfolg	Rezidiv bzw. persistierend	Stenose
Williams et al. 1961	35	23	12	–
Ambrose u. Nicolson 1962b	39	39	–	–
Hutch et al. 1968	59	54	5	2
Palken 1970	121	119	2	1
Mounger u. van Zille Scott 1972	54	51	3	–
	308	286 = 92,6%	22 = 7,1%	3 = 1%

Tabelle 15: ARP nach Paquin (1959), Ergebnisse; Literaturzusammenstellung. Arbeiten mit weniger als 20 Fällen wurden nicht aufgenommen.

Autor	nach-untersuchte Harnleiter	mit Erfolg	Rezidiv bzw. persistierend	Stenose
Williams u. Eckstein 1965	116	86	23	7
Rothfeld u. Sutton[1] 1966	24	20	4	–
Bandhauer u. Marberger 1968[3]	49	43	3	3
King et al. 1968	45	40	1	4
McGovern u. Marshall 1968[1/2]	271	250	21	–
Spellman et al. 1969	54	49	5	–
Brannan et al. 1973	69	66	3	–
Woodard u. Keats 1973	217	208	3	6
	845	762 = 90,2%	63 = 7,5%	20 = 2,4%

[1]   Meist in Kombination mit Y-V-Plastik.
[2]   Vorläufer mit gleichem Krankengut: Paquin 1959.
[3]   Vorläufer mit gleichem Krankengut: Bandhauer u. Marberger 1967.

Tabelle 16: Meist angewandte ARP, Ergebnisse; Literaturzusammenstellungen (Tab. 10–15). Mit „Erfolg" ist bei sämtlichen Kollektiven lediglich die Beseitigung des VUR gemeint.

Methode	nach-untersuchte Harnleiter (n)	mit Erfolg (n)	(%)	Rezidiv bzw. persistierend (n)	(%)	Stenose (n)	(%)
Politano u. Leadbetter (1958) 10	2866	2609	91	151	5,3	111	3,9
Lich/Gregoir (1961/1962) 11	1916	1777	93	108	5,6	25	1,3
Advancement 12	192	172	90	20	10,4	3	1,6
Cohen (1975) 13	410	393	95,9	5	1,2	12	2,9
Hutch I (1952) 14	308	286	92,6	22	7,1	3	1
Paquin (1959) 15	845	762	90,2	63	7,5	20	2,4
	6537	5999 = 91,7%		369 = 5,6%		174 = 2,7%	

Ersteingriff nach Lich et al./Gregoir (1961/1962)

Zur Vermeidung von Spätkomplikationen wird empfohlen:
- ausreichende Tunnellänge, bei Kindern mindestens 3 cm (Arap et al. 1971, Klippel et al. 1977, Marberger et al. 1978).
- eine ausreichend weite proximale letzte Muskularis-Muskularis-Naht (Lich et al. 1961, Gregoir 1962).

Tabelle 17: Eigenes Krankengut (Urologische Universitätsklinik Köln und Urologische Klinik Wuppertal), n = 715 Harnleiter mit VUR und deren Behandlung. Aus: Heising J, Engelking R, Seiferth J, Allhoff E, Albrecht KF: In: Weber W, Jonas D (Hrsg.). Stuttgart 1979, Thieme. Mit freundlicher Genehmigung des Thieme-Verlages, Stuttgart.

Methode	Kinder (bis 14 J.)	Erwachsene	Summe
a) Politano–Leadbetter (PL)	237	37	274
b) Lich-Gregoir (LG)	238	21	259
c) Nephroureterektomie	10	16	26
d) Nur einseitige Op. bei doppelseitigem VUR (PL und LG)[1]	99	–	99
e) Sekundäre Refluxe (keine ARP)	57	–	57
Gesamt	641	74	715

[1] Länger zurückliegende Fälle, bei denen nach einseitiger Op. eines doppelseitigen VUR beidseits kein VUR mehr nachzuweisen war. Heute werden doppelseitige VUR einseitig operiert.

Tabelle 18: Eigenes Krankengut (Urologische Universitätsklinik Köln und Urologische Klinik Wuppertal), Zahl und Art der postoperativen Spätkomplikationen; nach Heising et al. (1979).

	Politano–Leadbetter (1958)	Lich et al./Gregoir (1961/1962)
Kinder; Op. gesamt	237	238
– Spätkomplikationen	20 = 8,4%	21 = 8,8%
– Stenose	11	7
– Rezidiv	9	14
Erwachsene; Op. gesamt	37	21
– Spätkomplikationen	6 = 37%	5 = 24%
– Stenose	3	2
– Rezidiv	3	3
Spätkomplikationen gesamt	26/274 = 9,5%	26/259 = 10%

Tabelle 19: Eigenes Krankengut (Urologische Universitätsklinik Köln und Urologische Klinik Wuppertal); Spätkomplikationen nach Ersteingriff Politano–Leadbetter und deren Therapie; nach Heising et al. (1979).

Ersteingriff	Spät-komplikationen	Erste Revision	Zweite Revision	insgesamt erfolgreich[1]
Politano–Leadbetter (n = 274 Op.) *Kinder*				
– Stenose	11	3 konservativ	–	11
		6 Ureterolyse u. Schienung	1 Politano-L.	
– Rezidiv	9	2 konservativ	–	9
		7 Politano-L.		
Erwachsene				
– Stenose	3	3 Politano-L.	1 Politano-L.	2[2]
– Rezidiv	3	1[3] Politano-L.	–	1
Summe	26			23

[1] Kein VUR, kein HWI, röntgenmorphologisch normale obere Harnwege.
[2] Im dritten Fall nach nochmaliger Ureterolyse, Schienung und Reimplantation in 4. Sitzung Nephroureterektomie bei primärem transperitonealem Harnleiterdruchzug (Abb. 111–113).
[3] In 2 Fällen von Uro-Tbc war von vornherein nur der Versuch einer ersten Sitzung geplant, beide rezidivieren bis heute bei ausgeheilter Uro-Tbc und kompensierter Niereninsuffizienz ohne Verschlechterungstendenz.

Tabelle 20: Eigenes Krankengut (Urologische Universitätsklinik Köln und Urologische Klinik Wuppertal); Spätkomplikationen nach Ersteingriff Lich et al./Gregoir und deren Therapie; nach Heising et al. (1979).

Ersteingriff	Spät-komplikationen	Erste Revision	Zweite Revision	insgesamt erfolgreich[1]
Lich/Gregoir (n = 259 Op.)				
Kinder				
– Stenose	7	5 konservativ		7
		1 Lich/G.	1 Politano-L.	
		1 Ureterolyse		
– Rezidiv	14	3 konservativ	–	14
		5 Lich/G.		
		6 Politano-L.		
Erwachsene				
– Stenose	2	1 Politano-L.	1 Politano-L.	2
		1 Ureterolyse	1 Politano-L.	
		5 konservativ		
– Rezidiv	3	3 Politano-L.	–	3
Summe	26			26

[1] Kein VUR, kein HWI, röntgenmorphologisch normale obere Harnwege.

- ausreichende Mobilisierung nach proximal (Lich et al. 1961), wir nehmen diese bis zur Kreuzung des Ureters mit der A. uterina bzw. Lig. umbilicale lat. vor.
- bei Erwachsenen wegen der allgemein schlechten Erfahrungen die Methode nach Lich et al./Gregoir auch als Ersteingriff nicht mehr durchzuführen (Altwein 1978, Heising et al. 1979, vgl. Abb. 96–102, 111–119).
- die Eröffnung der Blase zu verhindern, da die Prognose ungünstiger wird (Funk u. Planz 1979, Wienhöwer et al. 1980).
- ob die einzeitige Op. eines beidseitigen VUR nach dieser Methode vermieden werden sollte (Strohmenger 1970b) oder ohne besondere Komplikation durchführbar ist (Seiferth 1981) kann noch nicht endgültig beurteilt werden.

Zur Therapie von Spätkomplikationen wird empfohlen:

- bei Stenosen vor einer operativen Revision ein Jahr abzuwarten (Strohmenger 1970b, Hampel et al. 1977, Heising et al. 1979), soweit die Symptomatik dies erlaubt.
- als Reoperation bei Stenosen die Methoden nach Lich et al./Gregoir (Arap et al. 1971), nach Politano–Leadbetter (Kierfeld 1974, Hampel et al. 1977, Heising et al. 1979), nach Cohen (Marberger et al. 1978).
- unabhängig von der evtl. Methode der Revision wird bei Stenosen das recht lange konservative Verhalten empfohlen.

Spätkomplikationen nach ARP der genannten Methoden lassen sich meist mit insgesamt guter Prognose behandeln. Da andere ARP mit Ausnahme der von Cohen (1975), von der jedoch Ergebnisse einer größeren Zahl von Kliniken bisher nicht vorliegen, in Europa nicht durchgeführt werden, wird auf deren Darstellung verzichtet.

U. E. wird jedoch die ungünstige Prognose präoperativ bereits röntgenmorphologisch minderwertiger Nieren (Abb. 114–119) oder funktionell minderwertiger Nieren (Abb. 111–113) – insbesondere bei Erwachsenen (vgl. 10.4.3.6. Besondere Probleme der ARP bei Erwachsenen) – bisher nicht ausreichend berücksichtigt. Nach unseren eigenen schlechten Erfahrungen nehmen wir bei deutlichen pyelonephritischen Veränderungen im Urogramm bei Erwachsenen oder bei einer OIH-Clearance der gleichseitigen Niere von weniger als 100 ml/min eine ARP nicht mehr vor. Außerdem nehmen wir bei Erwachsenen eine ARP bei einer OIH-Clearance der betroffenen Niere von weniger als 30% der Altersnorm ebenfalls nicht mehr vor.

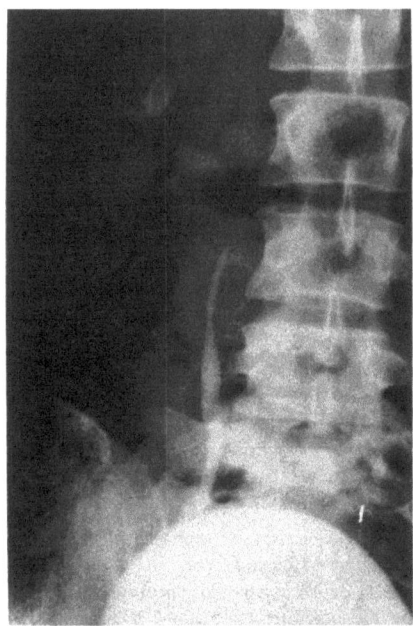
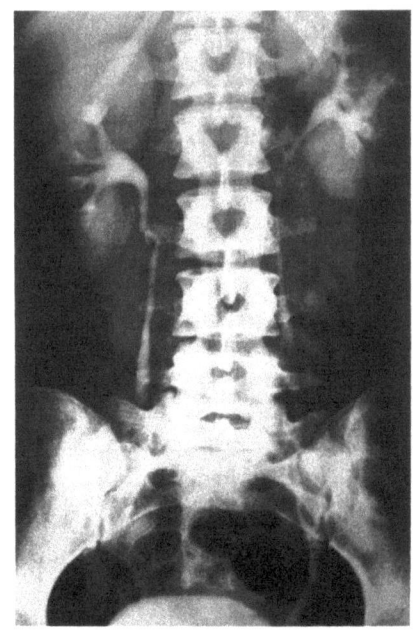

Abb. 96: MCUG 9/1974, Ausschnitt, links o. B.   **Abb. 97:** Urogramm 9/1974, 15 min nach Infusion.

Abb. 96–102: 27jährige Frau (B., M).
Anamnese: rezidivierende Cysto-Pyelonephritiden.
Verlauf: Wegen prim. VUR Grad II re. (96, 97) in 10/1974 Lich/Gregoir re., zunächst unauffälliger Verlauf. In 2/1975 VUR Grad II bds. (98). Deshalb in 3/1975 Lich/Gregoir li. mit Ureterhautfistel am Tag 8 p. op. ohne wesentliche Stauung des Ureters (99). Daraufhin in 3/1975 Reimplantation nach Politano–Leadbetter li., unauffälliger Verlauf (100, 101). In 9/1975 Reimplantation nach Politano–Leadbetter re., unauffälliger Verlauf; in 9/1975 unauffälliges Urogramm, kein VUR, keine HWI (102).

10.4.3.5. Tierexperimentelle Befunde nach Antirefluxplastiken
Methode Lich et al./Gregoir

Die prä- und postop. OIH-Clearance nach der ARP nach Lich et al./Gregoir (1961/1962) untersuchte an Bastardhunden Straube (1973). Die präop. Gesamtclearance wurde mit 100% als Bezugswert angegeben, die getrenntseitige Clearance wurde in Prozent der Gesamtleistung berichtet. Absolute Angaben in ml sowie Signifikanzberechnungen fehlen. Die Ergebnisse zeigen (Tab. 21), daß die Gesamtclearance am 7. und 14. postop. Tag mit 81,4% bzw. 85,5% des präop. Werts bestimmt wurde. Bezogen auf die präop. Gesamtclearance ergab sich ein Rückgang der operierten Seiten auf 33,2% bzw. 39,7% am 7. bzw. 14. postop. Tag sowie ein Rückgang der nicht operierten Seiten auf 48,2% bzw. 41,7% am 7. bzw. 14 postop. Tag.

82

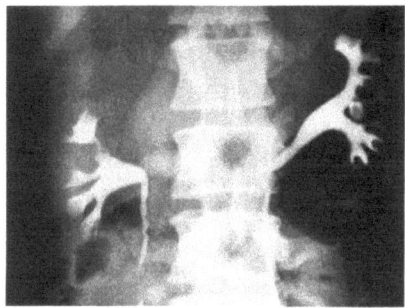
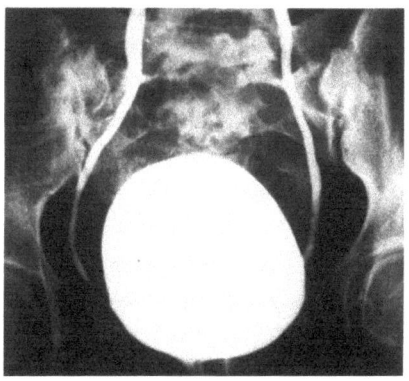
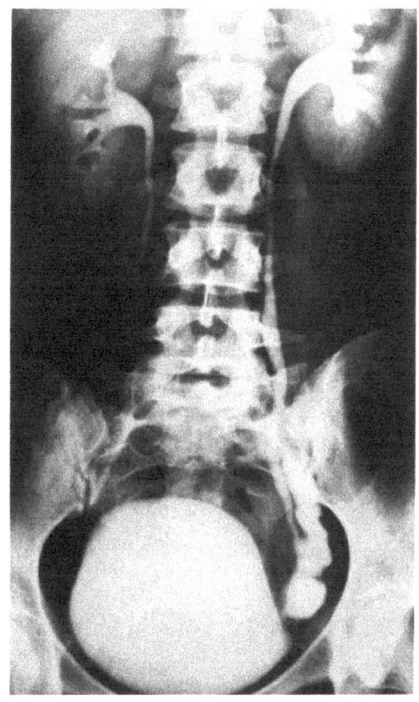

Abb. 98: MCUG 2/1975, 5 Mon. nach Lich/
Gregoir re.; Fotomontage

Abb. 99: Urogramm 3/1975, Tag 8 nach Lich/
Gregoir li.; 15 min nach Infusionsende

Pathologisch-histologische Untersuchungen wurden ebenfalls von Straube (1973) durchgeführt. Angaben zur postop. Zeitdauer lagen nicht vor, Angaben an anderer Stelle der Arbeit
zeigen aber, daß von 5 Hunden einer neun Monate, 2 acht Monate, einer zwei Monate und
einer drei Wochen postop. lebten.
Makroskopisch fand sich bei allen Tieren eine reizlose Narbe der Blasenwand, aber „in den
ersten Wochen p. op." immer ein Tunnelhämatom. Andere wesentliche makroskopische
pathologische Befunde wurden bis auf einen Fall einer sekundären Hydronephrose nach
Harnleiterstenose nicht mitgeteilt. Mikroskopisch ergaben sich bei 7 dieser 10 Hunde Nor-
malbefunde, in 2 Fällen fand sich eine geringe Pyelitis der operierten Seite, in einem weiteren Fall eine Hydronephrose bei Harnleiterstenose.

Methode Politano–Leadbetter

Prä- und postop. funktionelle und morphologische Untersuchungen an 32 Schäferhunden
zu verschiedenen postop. Zeitpunkten wurden hier durchgeführt (Heising 1980). Es wurde
zunächst in einer Vorserie (Abb. 120) eine rechtsseitige Nephrostomie sowie die rechtsseitige ARP nach Politano–Leadbetter (1958) durchgeführt. Die prä- und postop. normierten
Durchflußmessungen durch den Bereich der ARP ergaben, daß unmittelbar postop. sowie

83

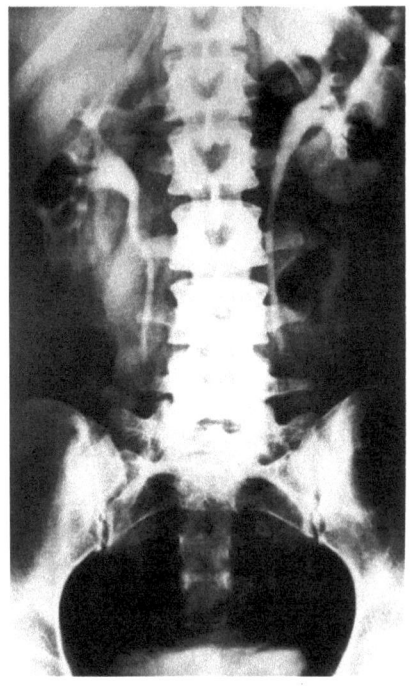

Abb. 100: Urogramm 5/1975; 2 Mon. nach Politano–Leadbetter li. wegen Ureterhautfistel nach Lich/Gregoir li., 15 min nach Infusionsende

Tabelle 21: Seitengetrennte ortho-^{131}J-Hippuran-Clearance vor und nach der rechtsseitigen ARP nach Lich et al./Gregoir an 5 Bastardhunden verschiedenen Geschlechts (nach Straube 1973) aus: Heising (1980).

Hund	OIH-Clearance											Anmerkung des Autors (Straube 1973)
	präoperativ			postoperativ*								
				Tag 7						Tag 21		
	re.	li.	Ges.	re.	li.	Ges.	re.	li.	Ges.*	re.	li.	
A	60	40	96	37	63	100	53	47	–	–	–	
B	75	25	64	70	30	100	58	42	–	–	–	präoperative Fehleinstellung?
C	47	53	81	37	63	81	54	46	–	–	–	
D	46	54	107	47	53	–	–	–	–	–	–	
E	55	45	59	13	87	61	30	70	67	41	59	postoperativ Harnleiterstenose re.
Mittelwerte	56,6	43,4	81,4	40,8	59,2	85,5	48,8	51,2				
Bezogen auf präop. Ges. Cl.				33,2	48,2		39,7	41,7				

* Bezugswert präop. Gesamtclearance = 100%.

84

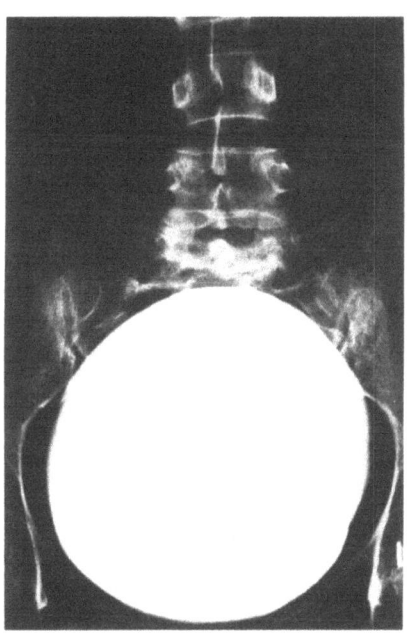 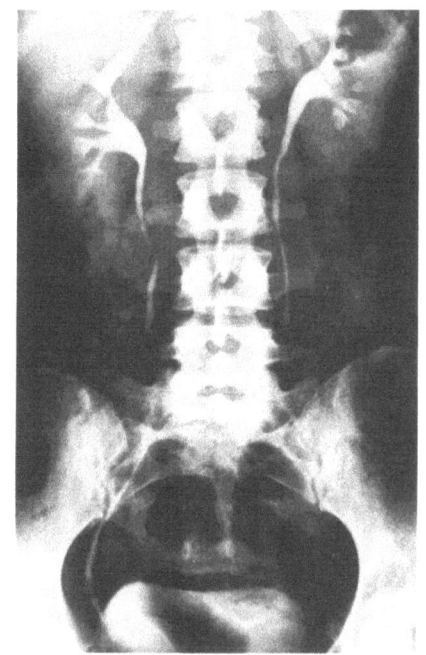

Abb. 101: MCUG 5/1975, vgl. 100.

Abb. 102: Urogramm 9/1979; 15 min nach Infusionsende. Unauffälliger Befund 4 Jahre nach letzter Op.

an den Tagen 1–5 postop. eine signifikante Abflußbehinderung der kranial der ARP gelegenen oberen Harnwege eintritt. Ab Tag 6 postop. ist diese Abflußbehinderung nicht mehr signifikant.

Nachdem gezeigt war, daß die ARP eine signifikante Abflußbehinderung verursacht, wurden in 3 weiteren Serien die Nierenfunktionsparameter prä- und postoperativ (Tag 1, 7, 28) bestimmt. Da zur exakten Seitentrennung der operierten und nicht operierten Niere die supravesikale Ausleitung der nicht operierten Seite gemäß Abb. 121 notwendig war, konnte die konventionelle PAH- und Inulin-Clearance nur postoperativ durchgeführt werden. Da der statistische Vergleich zwischen postoperativer OIH- und PAH-Clearance mit r = 0,86 einen zufriedenstellenden Korrelationskoeffizienten ergab (Abb. 122), war dieses Vorgehen erlaubt.

Die so gewonnenen funktionellen Ergebnisse sind in Tab. 22 zusammengefaßt. Eine eingehende Diskussion der Ergebnisse soll hier nicht erfolgen. Im Anschluß an die postop. Funktionsuntersuchung wurde doppelseitig nephro-uretero-cystektomiert und die histologische Untersuchung vorgenommen[1].

---

[1]   Aufarbeitung und Beurteilung wurden freundlicherweise von Dr. M. Bohr, Pathologisches Institut der Universität Köln (Direktor: Prof. Dr. R. Fischer) vorgenommen.

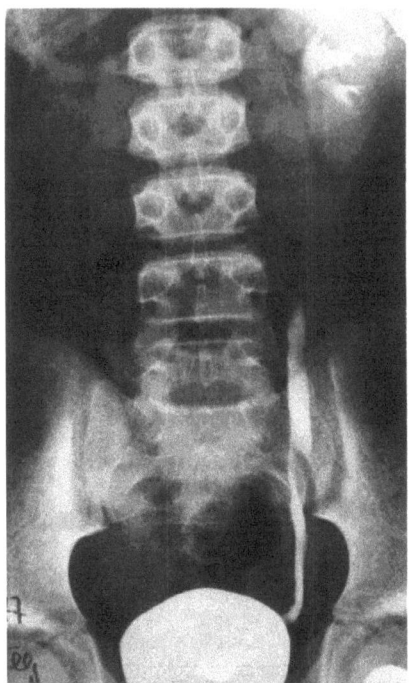 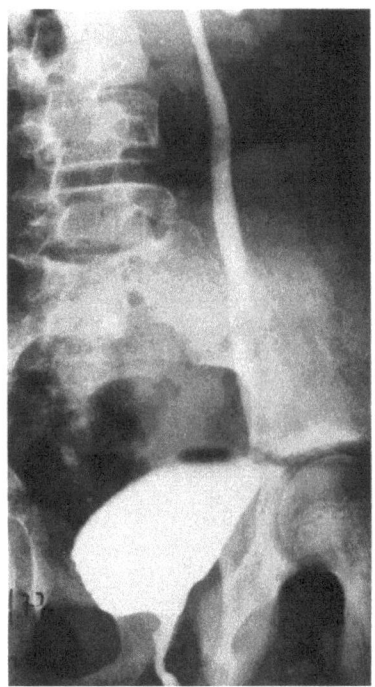

Abb. 103: MCUG 1977 kurz nach Politano–Leadbetter bds., Pseudo-Rezidiv III li. bei Füllung

Abb. 104: wie 103 bei Miktion

Abb. 103–110: 10jähriger Knabe (H., R.)
Anamnese: Enuresis nocturna, rezidivierende HWI.
Verlauf: Wegen prim. VUR Grad III bds. 1976 ARP nach Politano–Leadbetter bds.; 1977 Rezidiv li. (103), erneut Politano–Leadbetter li., wiederum Rezidiv (104). Wegen erheblicher technischer Schwierigkeiten des Verlaufs der OIH-Clearance (vgl. Legende 103–105) und völliger HWI-Freiheit seit 1977 bisher noch keine erneute Revision (Boari? Uretero-Ureterostomie?). Urogramme postoperativ stets unauffällig (106–109).[1]

---

[1] Für die freundliche Überlassung der Abb. 103–110 danken wir Dr. E. Goltz, Urologe, Hürth.

Die eigenen Ergebnisse nach der ARP nach Politano–Leadbetter (1958) im Tierexperiment lassen sich wie folgt zusammenfassen:
1. Die Antirefluxplastik nach Politano–Leadbetter verursacht regelmäßig eine ausgeprägte Abflußbehinderung der ipsilateralen Niere und des Ureters. Diese ist wesentlich häufiger und ausgeprägter, als nach klinischer Einschätzung sowie aufgrund der bisherigen experimentellen und klinischen Arbeiten erwartet wurde.

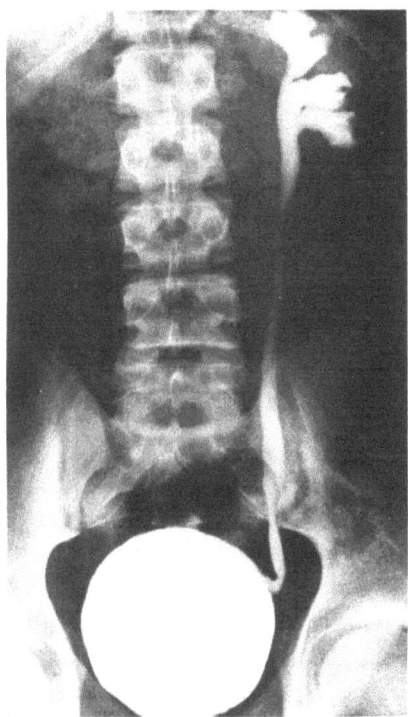 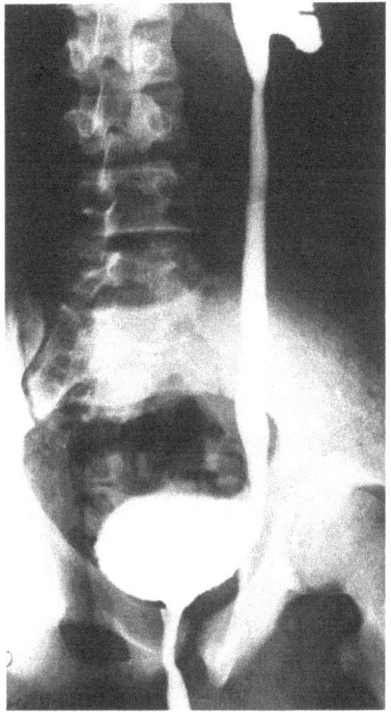

Abb. 105: MCUG 1980, Status wie 104, OIH-Clearance li. 53% der Altersnorm. VUR III bei Füllung

Abb. 106: wie 105, bei Miktion

2. Die stärkste stauungsbedingte Gefährdung der Niere ist an dem Operations- und an den ersten fünf postoperativen Tagen zu erwarten.
3. Es kommt beim Hund weder vorübergehend – Tag 1, Tag 7 postop. – noch mittelfristig – Tag 28 postop. – zu einer Einschränkung der GFR (Inulin) oder der tubulosekretorischen Partialfunktion (OIH, PAH) der operierten und kontralateralen Niere.
4. Es tritt auch vorübergehend keine Veränderung, insbesondere keine Verringerung des Anteils der operierten Seite an der Gesamtclearance aller drei Substanzen auf. Demnach darf die Operation auch dann ohne Bedenken ausgeführt werden, wenn die kontralaterale Niere funktionell minderwertig ist und deshalb eine evtl. kompensatorische Mehrleistung nicht vorausgesetzt werden darf.
5. Bei korrekter Operation wird die Abflußbehinderung durch das submuköse Ödem der Blase, nicht aber durch intramural verlagertes Fettgewebe oder die Blasenmuskularis verursacht. Eine großzügige Belassung von prävesikalem periureteralen Fettgewebe scheint damit erlaubt, evtl. sollten Antiphlogistika in größerem Maße als bisher postoperativ eingesetzt werden.

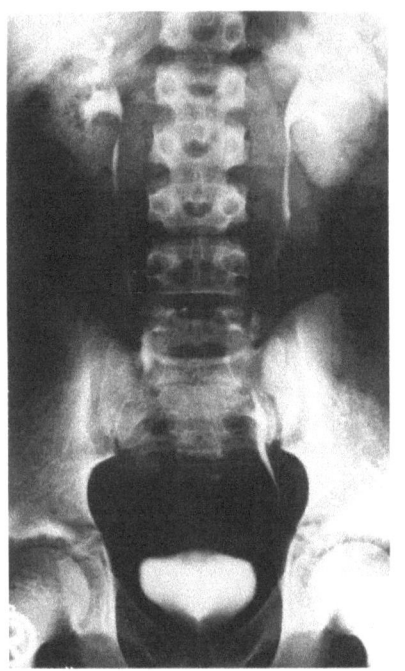

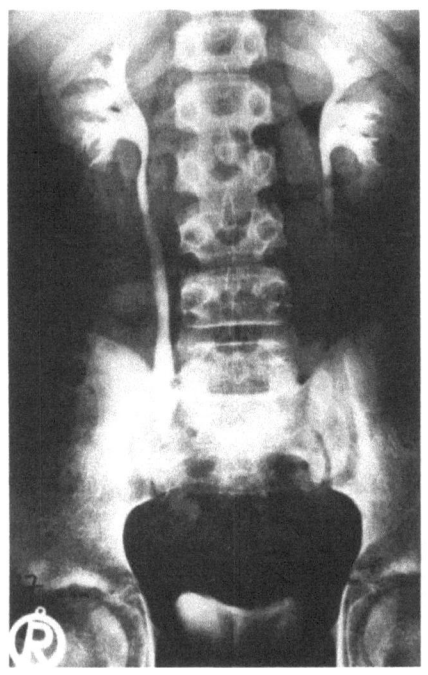

Abb. 107: Urogramm 1976 präoperativ, 10 min n. Inf.

Abb. 108: Urogramm 1977 postop. nach Revision li., 8 min n. Inf.

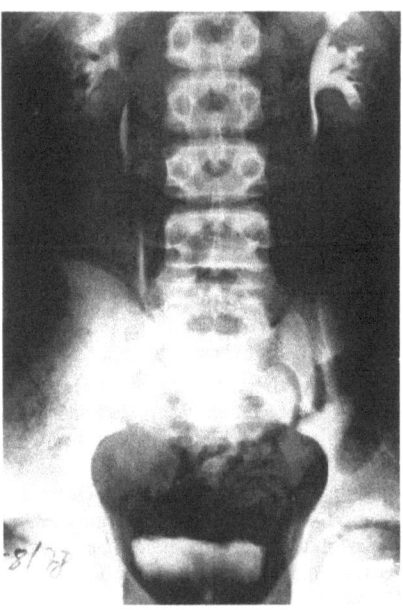

Abb. 109: Urogramm 1978 postop. nach Revision li., 18 min n. Inf.

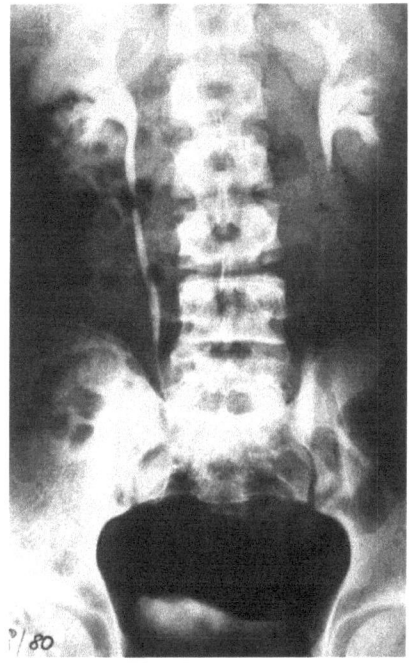

Abb. 110: Urogramm 1980, Status wie 107, 7 min n. Inf.

6. Die pathologisch-anatomischen Veränderungen waren insgesamt nicht bedeutend.
7. Ein Vergleich der OIH-, PAH- und Inulin-Clearance mit den Ergebnissen der Radioisotopennephrogramme bestätigt bereits publizierte Arbeiten, wonach das Radioisotopennephrogramm in der Beurteilung von Harnabflußstörungen nicht überbewertet werden darf.

10.4.3.6. Die Problematik der ARP bei Erwachsenen

In der Literatur zeigt sich durchgehend eine gegenüber Kindern ungünstigere Prognose der ARP bei Erwachsenen. Eigene schlechte Verläufe (Köln) wurden in den Abb. 96–102 und 111–119 dargestellt.
Operative Besonderheiten, die sich etwa durch die kräftige Gefäßversorgung des kleinen Beckens der Frau oder durch lange bestehende, infektiöse Veränderungen am Ureter-Blasenübergang ergeben, sind offensichtlich weniger für die schlechten Verläufe ausschlaggebend. Vielmehr dürfte das lange Bestehen des VUR im allgemeinen zu schlechteren morphologischen und funktionellen Ausgangsbefunden geführt haben. Wenn auch seit Kindheit bestehende durchgehende anamnestische Beschwerden keineswegs die Regel sind, so ist im allgemeinen doch mit einer sehr lange bestehenden Krankheitsdauer zu rechnen. So fanden McGovern u. Marshall (1969), daß 7/36 ihrer erwachsenen Patienten 2 Jahre nach Diagnosestellung verstorben waren. Heale (1971) fand bei 56/106 Erwachsenen mit Pyelonephritis als Ursache einen VUR. Auch der Begriff „Reflux-Pyelonephritis" wurde von Hinman u. Hutch (1962) nicht umsonst nach dem Studium der Krankheitsgeschichte Erwachsener mit VUR eingeführt. Altwein u. Thüroff (1980) berichteten über 134 primäre

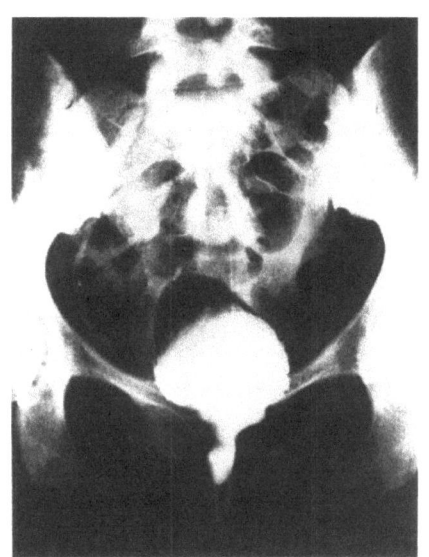

Abb. 111

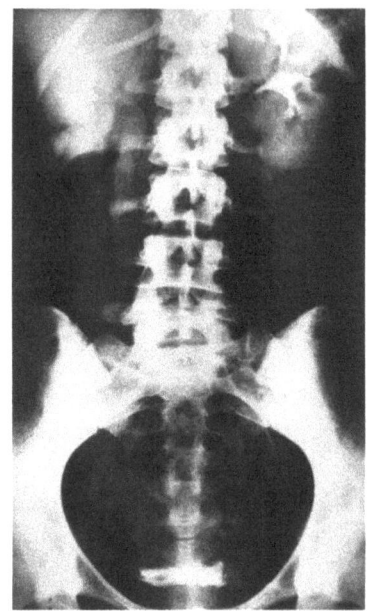

Abb. 112

Abb. 113

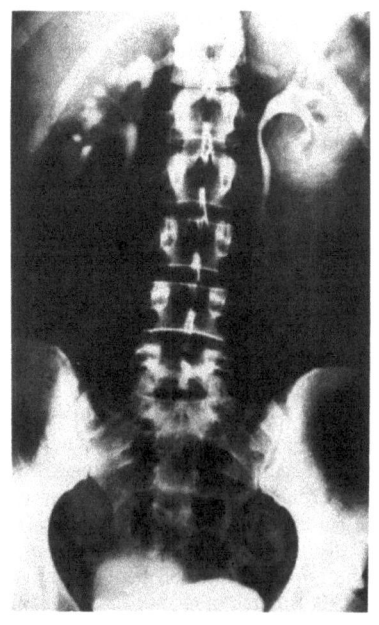

Abb. 111–113: 25jährige Frau (K., R.).
Anamnese: seit Kindheit rezidivierende Pyelonephri-
tiden, intermittierend Enuresis nocturna et diurna.
Verlauf: 8/1977 ARP nach Politano–Leadbetter wegen
VUR II re., Clearance präop. 165 ml/min = 31%. 8
Wochen postop. erhebliche Hydronephrose re. wegen
Ureterdurchzug durch die Peritonealhöhle mit Striktur
in beiden Durchtrittsbereichen, Clearance 52 ml/min =
11% (112). Revision nach Politano–Leadbetter zu-
nächst unauffällig, 1978 beginnende pyelonephritische
Schrumpfniere (113). 1979 Nephroureterektomie bei
funktionsloser Niere re.
Aus: Heising J, Engelking R, Seiferth J, Allhoff E,
Albrecht KF: in Weber W, Jonas D (Hrsg): Reinterventionen an den Urogenitalorganen, Stuttgart 1979; mit
freundlicher Erlaubnis des Thieme Verlags, Stuttgart.

90

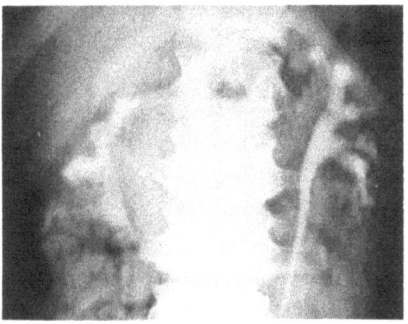

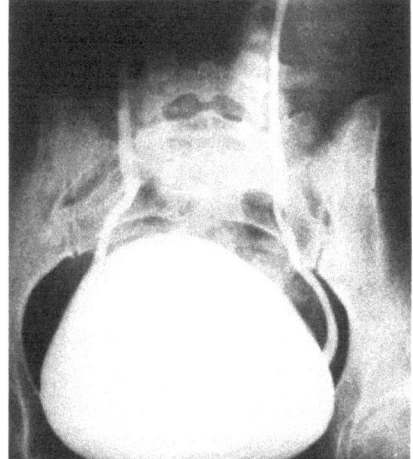

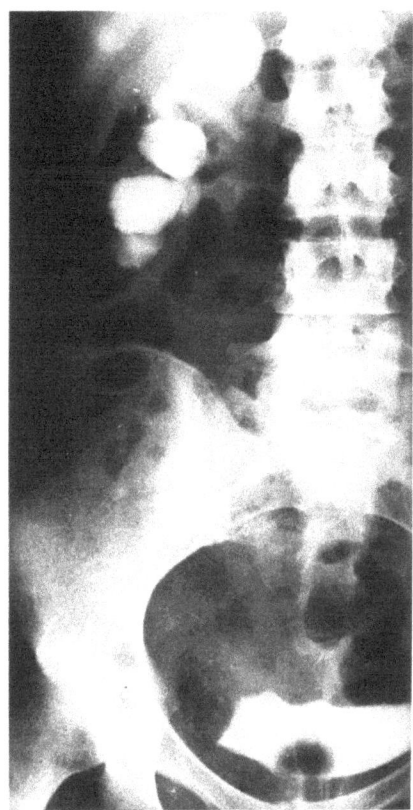

Abb. 114   Abb. 115

Abb. 114–119: 32jährige Frau (S., M.)
Anamnese: rezidivierende Pyelonephritiden, therapieresistente HWI seit Kindheit.
Verlauf: 8/1973 Lich/Gregoir li. bei bds. prim. VUR II–III (114, Fotomontage). 9/1974 Lich/Gregoir
re. postop. Ureterhautfistel mit Hydronephrose re (115), daraufhin Ureterolyse und Schienung. 5/1975
Rezidiv re. (116), Revision nach Politano–Leadbetter, seitdem re. o. B. 6/1973 (114) und 11/1975
(117) VUR II li., ohne Therapie in 1979 spontan o. B. Urogramme 1975 (118) und 1979 (119) kaum
unterschiedlich. Insgesamt morphologisch und funktionell bds. o. B. Keine Infekte.

VUR bei 87 Patienten, davon hatten 80% eine HWI, 75% zeigten röntgenologisch deutliche
Zeichen der Pyelonephritis, 22% hatten eine Hypertonie.
Amar et al. (1974) und Berquist et al. (1975) bestätigten dieses Bild, obwohl hier teilweise
sekundäre VUR im Krankengut enthalten waren.
Die deutlich schlechteren Therapieergebnisse wurden für das eigene Krankengut bereits
dargestellt (Tab. 17–20). Sie werden durch die Befunde anderer Autoren ergänzt:
– Altwein u. Thüroff (1980) operierten in 13/47 Fällen nach Politano u. Leadbetter
   (4 Rezidive), in 5/47 Fällen nach Lich/Gregoir (kein Rezidiv) und in 29/47 Fällen nach

91

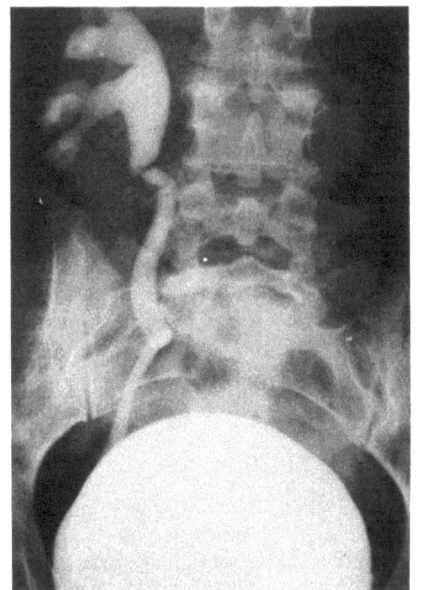

Abb. 116

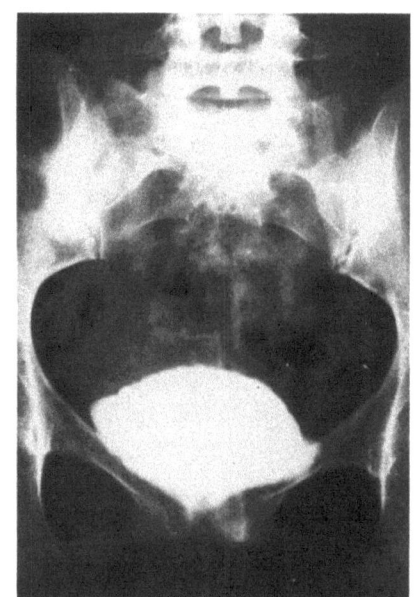

Abb. 117

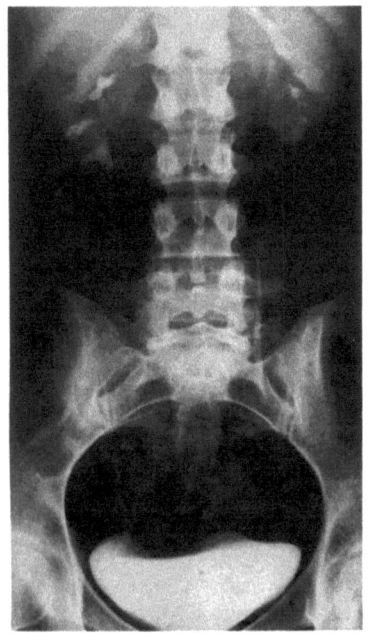

Abb. 118

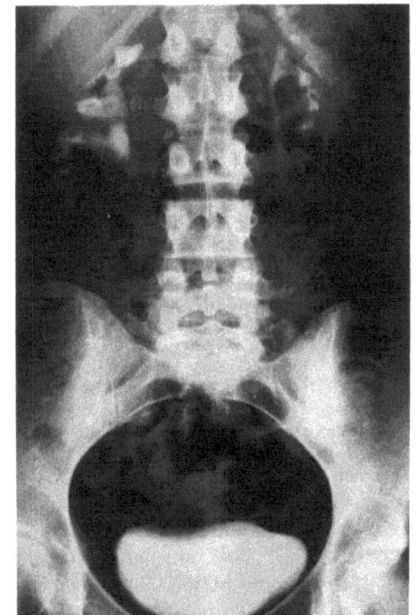

Abb. 119

92

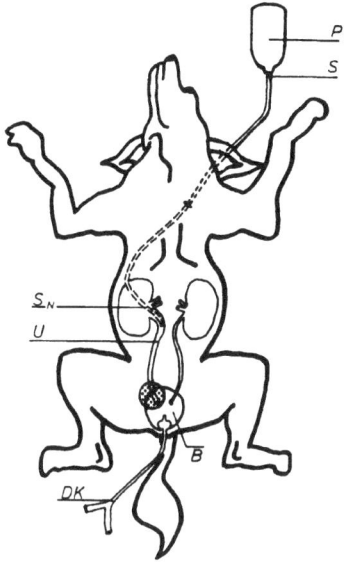

Abb. 120: Versuchsanordnung für die Durch-
flußmessung (Serie A).
P   = Perfusat (500 ml 0,9%ige NaCl)
S   = Spiegel des Perfusats, bei allen Messungen
        60 cm über Nierenhöhe.
S_n = Splint (Nephro-Ureterostomie)
U   = rechter Ureter,
B   = Blase,
DK = Blasendauerkatheter.
Aus: Heising (1980).

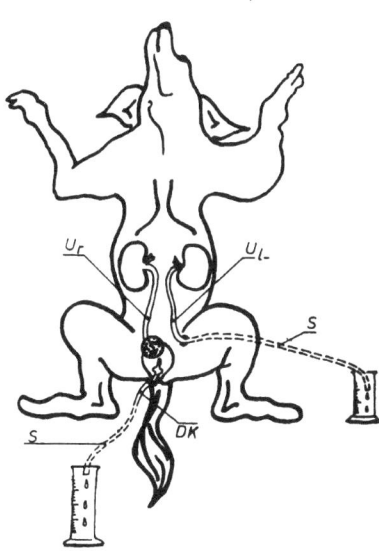

Abb. 121: Versuchsanordnung zur seitengetrennten Clearance-Bestimmung (Serie B, C, D).
U_r = rechter Ureter,
U_l = linker Ureter,
S   = Splint,
DK = Blasendauerkatheter.
Aus: Heising (1980).

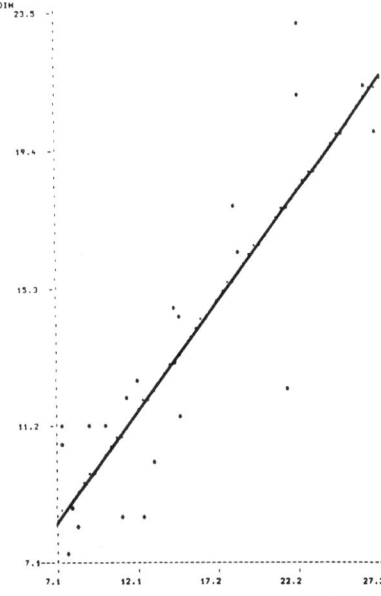

Abb. 122: Eigene experimentelle Untersuchungen zur Nierenfunktion nach ARP (Politano–Leadbetter) Korrelation zwischen postop. OIH- und PAH-Clearances.

Korrelationskoeffizient	r = 0,86
Regressionsgerade	Y = A + BX
mit Achsenabschnitt	A = 3,51
und Anstieg	B = 0,67.

Aus: Heising (1980).

Cohen (1 Rezidiv). In jeweils 13 weiteren Fällen mußten die Nephrektomie bzw. die Nephroureterektomie durchgeführt werden. Damit wird die bereits von Klippel et al. (1977) erwähnte dubiöse Prognose von ARP bei vernarbten Erwachsenennieren bestätigt und präzisiert. Die Verfasser kommen aufgrund dieses großen, genau nachuntersuchten Krankengutes zu dem Schluß, daß eine ARP nur im Vernarbungsgrad a und b nach Smellie (Abb. 17) indiziert sei. Auch hier tritt keine Verbesserung ein, sondern die präoperativen Funktionswerte bleiben bestenfalls erhalten. Bei den Vernarbungsgraden c und d (Abb. 17) sei die ARP kontraindiziert.

– Herrlinger et al. (1980) berichteten über 84 primäre VUR bei Erwachsenen. Sie nahmen in 26 Fällen die Korrektur nach Lich/Gregoir, in einem Fall eine Ureterocystoneostomie sowie in 12 Fällen die Nephroureterektomie vor. Insgesamt ergaben sich bei den ARP 3 Rezidive.

– eine weitere Hilfe zur Indikation ist die schon erwähnte Arbeit von Haubensak (1974) zum VUR Erwachsener: danach ist bei einem Serum-Kreatinin von über 2,3 mg % oder bei einem Nierenfunktionsverlust der entsprechenden Seite bis auf 100 ml/min (OIH-Clearance) bei doppelseitigen VUR die ARP lebensverkürzend, also kontraindiziert.

– die Ergebnisse von Lipsky u. Chisholm (1971) und Dounis et al. (1978) entsprechen der dargestellten Tendenz: schon die Indikation zur ARP ist bei Erwachsenen sehr kritisch zu stellen, auch ihre Ergebnisse sind deutlich schlechter als bei Kindern.

Die dargestellte ungünstige Prognose des VUR Erwachsener zeigt sich auch im hohen Anteil primär irreparabler nephroureteraler Einheiten bei der Erstdiagnose (Tab. 23). Sie rechtfertigt u. E. ohne Einschränkung die Forderung, bei jedem Erwachsenen im Rahmen der kausalen Diagnostik einer rezidivierenden HWI oder Pyelonephritis trotz der Strahlenbelastung ein MCUG und selbstverständlich ein Urogramm durchzuführen. Da das Urogramm meist zuerst durchgeführt wird, wird besonders auf die häufige Koinzidenz von Dilatation der Ureteren bei Erwachsenen und VUR hingewiesen (Berquist et al. 1975).

94

Tabelle 22: Mittelwerte der prä- und postoperativen Clearance-Ergebnisse nach der ARP nach Politano u. Leadbetter (1958) am Hund. Aus Heising (1980).

Serie/Tag postop.	Gewicht (kg)	OIH-Clearance[1] präoperativ			OIH-Clearance[1] postoperativ			PAH-Clearance[1] postoperativ			Inulin-Clearance[1] postoperativ			PAH Inulin		
		gesamt	re.	li.	gesamt	re.	li.	gesamt	re.	li.	gesamt	re.	li.	gesamt	re.	li.
B/1	26,4[4]	14,2[4]	7,5	6,7	21,5[3]	11,6	9,8	17,6[3]	8,7	9,0	4,4[4]	2,2	2,2	4,00	4,00	4,00
C/7	27,0[4]	12,8[4]	6,8	6,0	12,5	6,0	6,4	10,6	5,2	5,4	3,4[4]	1,7	1,7	3,18	3,14	3,12
D/28	26,9[4]	10,4[4]	4,9	5,5	10,3	5,3	4,9	10,6	5,2	5,4	3,7[4]	1,9	1,8	2,86	2,73	2,99

[1] Alle Clearance-Ergebnisse in ml/min/kg KG.
[2] Seitenverteilung für alle Clearance-Substanzen und Zeitpunkte nicht signifikant unterschiedlich.
[3] Signifikant erhöht gegenüber allen präoperativen OIH-Ergebnissen und gegenüber den postoperativen Ergebnissen der Serien C und D.
[4] Nicht signifikant unterschiedlich.

Tabelle 23: Primäre[1] VUR Erwachsener, Anteil irreparabler nephro-ureteraler Einheiten bei Erstdiagnose, Literaturzusammenstellung.

Autor	nephro-ureterale Einheiten gesamt	irreparabel	Bemerkungen
McGovern u. Marshall 1969	49	13	7 Pat. nach ϕ 12,3 Mon. tot
Haubensak 1974	60	15	alle doppelseitige VUR
Heising et al. 1979	74	17	16 primär, 1 sek. nephroureterektomiert
Altwein u. Thüroff 1980	134	26	zeigten Bedeutung der urographischen nierenbefunde für Indikation der ARP
Herrlinger et al. 1980	84	12	
	401	83 = 20,7%	

[1] Tendenziell ähnlich: Amar et al. (1974) und Berquist et al. (1975), hier jedoch sekundäre VUR enthalten.

10.4.3.7. Besondere Probleme bei VUR in nephro-ureterale Doppelanlagen

Komplette nephro-ureterale Doppelanlage bedeutet, daß innerhalb einer Niere zwei separate Nierensegmente mit je einem NBKS existieren, die von zwei in ganzer Länge getrennten Ureteren in die Blase abgeleitet werden. Hierbei überkreuzen sich die Ureteren normalerweise im Bereich des unteren Drittels, so daß das obere Nierensegment über das kaudale, das untere Nierensegment über das kraniale Ureterostium abfließen (Weigert 1877, 1878; Meyer 1907, Chwalla 1927). Die Angabe von Lund (1949), wonach in 8% der nephro-ureteralen Doppelanlagen keine prävesikale Ureterenkreuzung entsprechend dem Weigert-Meyer'schen Gesetz aufträte, halten wir für unzutreffend. Von Lund (1949) abgesehen, ist uns kein entsprechender Fall bekannt geworden.

11% aller VUR erfolgen in eine nephro-ureterale Doppelanlage, 15% davon doppelseitig. Der kaudale Nierenanteil allein wird in 75%, der kraniale Nierenanteil in 6%, beide Nierenanteile in 19% der Fälle betroffen (Tab. 24). In 79% ist das weibliche Geschlecht betroffen.

Tabelle 24: Koinzidenz von kompletter nephro-ureteraler Doppelanlage und VUR, Liteaturzusammenstellung.

Autor	Jahr	VUR (Pat.)	davon VUR in Doppelanlagen (Pat.)	bi-lateral	weibl.	betroffene Nierensegmente kaudal	kranial	beide
Ambrose u. Nicolson	1964	184	20	2	10	19	1	0
Williams u. Eckstein	1965 (b)	276	38	?[1]	?	?	?	?
Bettex u. Kuffer	1969	120	13	3	11	13	1	2
Amar u. Chabra	1970	?	21	2	16	4	5	12
Daines u. Hodgson[2]	1971	?	23	1	22	13	3	4
Johnston u. Heal	1971	?	41	5	30	30	1	10
Altrock u. Wulff	1974	300	41	0	?	34	2	5
Belman et al.	1974	?	58	7	47	?	?	?
Barrett et al.	1975	?	63	22	49	74	0	11
Heising et al.	1978	321	18	3	13	13	2	6
Summe		1201	336 = 11%[3]	45 = 15%	204 = 79%	200 = 75%	15 = 6%	50 = 19%

[1] ? = keine Angabe.
[2] widersprüchliche Zahlenangaben.
[3] bei Prozentberechnungen wurde jeweils nur die auswertbaren Fälle berücksichtigt.

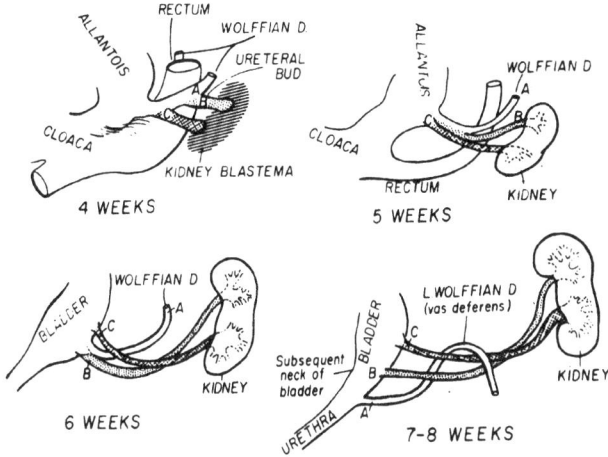

Abb. 123: Entwicklung der Ureterenkreuzung bei kompletten nephro-ureteralen Doppelanlagen.
Aus: Ambrose SS, Nicolson WP: J Urol **92**: 439–444, 1964; mit freundlicher Erlaubnis von S.S. Ambrose und Williams u. Wilkins, Baltimore.

Ein VUR in den gemeinsamen kaudalen Ureter bei Ureter fissus mit renaler Doppelanlage ist wie der VUR in eine normale Einheit zu beurteilen, da die oben beschriebenen Entwicklungsanomalien bei dieser Form der nephro-ureteralen Mißbildung fehlen (Chwalla 1927). Der sog. „uretero-ureterale Reflux" – d.h. kinematographisch nachweisbares Pendel des Harns von einem in den anderen Anteil des Ureter fissus – ist ein klinisch unbedeutender Befund.

Die besondere Anfälligkeit des kaudalen Nierensegments (kraniales Ureterostium) für einen VUR erklärten Ambrose u. Nicolson (1964, Abb. 123) in Anlehnung an Chwalla (1927) damit, daß der zum kranialen Ostium gehörende Ureter die Blasenwand weniger schräg und damit refleuxanfälliger als der zum kaudalen Ostium gehörende Ureter durchsetzt. Zunächst bilden sich zwei vom Nierenblastem abgehende Ureterknospen (4 Wochen). Bei der Aufnahme des Wolff'schen Ganges in den sinus urogenitalis bekommt zunächst der mit dem Wolff'schen Gang weniger stark verbundene, zum unteren Nierensegment führende Ureter Anschluß an die zukünftige Blase (5 Wochen). Er trennt sich vom Wolff'schen Gang in einer lateraleren und kranialeren Richtung (6 Wochen) als der zum oberen Segment gehörige Ureter, der zunächst weiter mit dem Wolff'schen Gang verläuft. Deshalb ist das Ostium des zum oberen Nierensegment gehörenden Ureters nicht so kranial und lateralisiert wie das des unteren Segments. Zudem ist es durch die zeitlich längere Verbindung mit der Blase zu einem längerem Schrägverlauf des Ureters durch die Blasenwand gekommen. Mackie u. Stephens (1974) untersuchten 51 Präparate von Doppelanlagen einschließlich Blase und Urethra von 36 an verschiedenen Grundleiden postnatal verstorbenen Kindern. Es fanden sich folgende Befunde: bei 40 Nieren bestand eine komplette nephro-ureterale Doppelanlage, bei 11 Nieren ein Ureter fissus. Die Mündung der den Nierensegmenten zugehörigen Ostien wurde in die Positionen A–H gemäß Abb. 124 eingeteilt. Hierbei ergab sich: normale Positionen in 16 Fällen mit kompletter nephro-ureteraler Doppelanlage und 7 Fälle mit Ureter fissus.

Die verbleibenden Ostiumpositionen der 28 Doppelnieren verteilten sich wie folgt:
- normal und kaudal 7
- normal und kranial 7
- kranial und kranial 8
- kranial und kaudal 6.

Alle 56 Nierensegmente mit normal gelegenen Ostien (Positionen A, E, F; Abb. 124) waren histologisch normal. Alle 14 Nierensegmente mit kaudalen Ostien (G, H; Abb. 124) waren histologisch dysplastisch. Bei den kranial gelegenen Ostien waren die Befunde differenzierter: 23 Nierensegmente mit B-Ostien waren histologisch o. B., 8/9 der Nierensegmente mit C- und D-Ostien waren dysplastisch. Die genaue Aufschlüsselung der einzelnen Untersuchungskriterien gibt Tab. 25.

Tabelle 25: Morphologie von n = 134 Segmenten mit Doppelnieren bzw. -ureteren. Befund und Beurteilungkriterien. Die gegenüber dem Text geänderte Gesamtzahl wurde nicht erklärt. Aus: Mackie GG, Stephens FD: J. Urol. 114: 274–280, 1975; mit freundlicher Genehmigung von Williams und Wilkins, Baltimore.

Orifice Zone	Orifices	No. Segments	Mean Ureteral Diameter (cm.)	Cortical Thickness (mm.)*	Medullary Thickness (mm.)*	Glomeruli*	Histology Normal	Dysplasia
Normal	A, E, F	56	0.3	2.4 (1.09)	3.9 (1.23)	18.0 (6.22)	56	0
Caudo zone	G, H	14	1.5	0.7 (0.59)[1]	1.4 (1.36)[1]	6.6 (9.27)[1]	0	14
Cranio zone	B, C, D	32	0.33	1.7 (1.43)[2]	2.3 (1.64)[1]	11.9 (7.99)[1]	24	8
	B	23	0.35	2.3 (1.35)	3.2 (1.25)	16.0 (4.54)	23	0
	C D	9	1.2	0.4 (0.26)[1]	0.5 (0.56)[1]	1.1 (2.60)[1]	1	8

* Numbers in parentheses are standard deviations.
[1] Difference from normal significant (p equals 0.002).
[2] Difference form normal significant (p equals 0.05).

Die Verfasser erklären ihre Befunde wie folgt: je weiter die Urterknospe vom mittleren Abschnitt des Wolff'schen Ganges liegt, desto höher ist das Risiko der dysplastischen Entwicklung des zugehörigen Nierensegments (Abb. 125 u. 126). Segmente mit C- und D-Ostien sind eher hypodysplastisch, die Ureteren erweitert; ebenso erweitert sind die Ureteren von G- und H-Ostien mit entsprechender Verminderung von Cortexdicke und Zahl der Glomerula/Fläche.

Wenig später konnten Mackie et al. (1975) am gleichen Krankengut die Morphologie der Nierensegmente in nephro-ureteralen Doppelanlagen zu den drei Typen Alpha, Beta und Gamma zusammenfassen (Abb. 126). Hierbei bedeuteten:

α = normal

β = verminderte Kelchzahl, verminderte Parenchymmenge, ggf. Nierennarben, herabgesetzte Funktion

γ = (urographisch) kaum sichtbares, minimales cystisches oder fehlendes Parenchym mit minimaler oder fehlender Funktion, nur im MCUG sichtbar.

Die Arbeit von Mackie und Stephens (1974) könnte erklären, warum viele Patienten mit sterilem VUR bereits bei der Diagnose hohe Grade von Ureterektasie und/oder Parenchymdestruktion zeigen (W.W. Scott, Kommentar a.a.O.).

Auf die gewebliche Minderqualität des kranial mündenden distalen Ureters hatten bereits Schulman u. Gregoir (1977, Abb. 127) wiederholt hingewiesen.

Tritt bei nephro-ureteraler Doppelanlage und gleichzeitiger Ureterocele oder Ureterektopie bzw. -dystopie ein VUR auf, so rechnen wir diesen aufgrund der kombinierten Mißbildung den sekundären VUR zu. Man kann hierüber streiten, die eingehende Behandlung würde

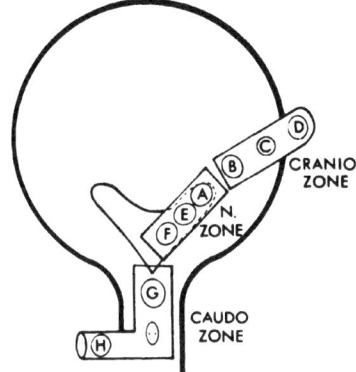

Abb. 124: Normale (A, E, F) und pathologische (kranial: B, C, D, kaudal: G, H) Ostiumlage bei Doppelanlage.
Aus: Mackie GG, Stephens FD: J Urol **114:** 274–280, 1975; mit freundlicher Erlaubnis von Williams und Wilkins, Baltimore.

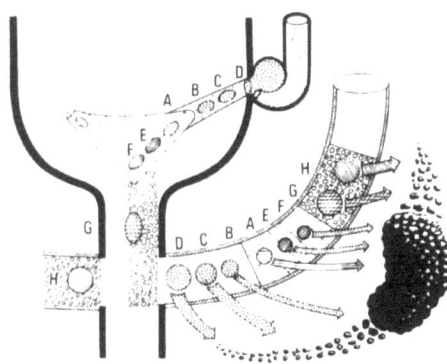

Abb. 125: Verhältnis von Ostiumlage in Blase und Urethra und Ursprungsort vom Wolff'schen Gang sowie Verhältnis von Position der Ureterknospe am Wolff'schen Gang und nephrogenem Blastem.
Aus: Mackie GG, Stephens FD: J Urol **114:** 274–280, 1975; mit freundlicher Erlaubnis von Williams und Wilkins, Baltimore.

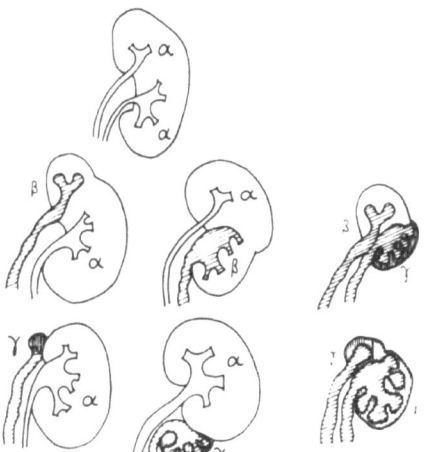

Abb. 126: Kombinationsmöglichkeiten histologisch und funktionell normaler (α), gering dysplastischer, jedoch funktionsverminderter (β) und fast parenchym- und Funktionsloser (γ) Nierensegmente in Doppelanlagen.
Aus: Mackie GG, Stephens FD: J Urol **114:** 274–280, 1975; mit freundlicher Erlaubnis von Williams u. Wilkins, Baltimore.

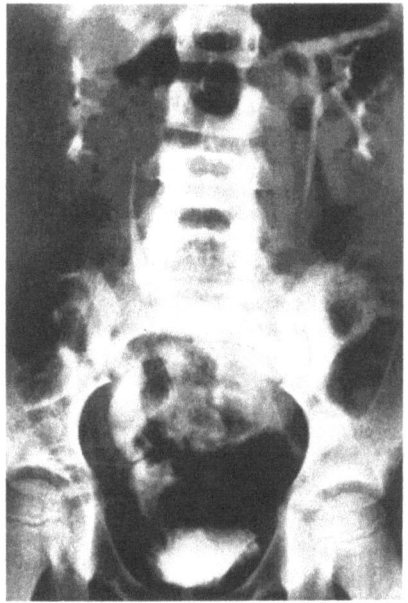 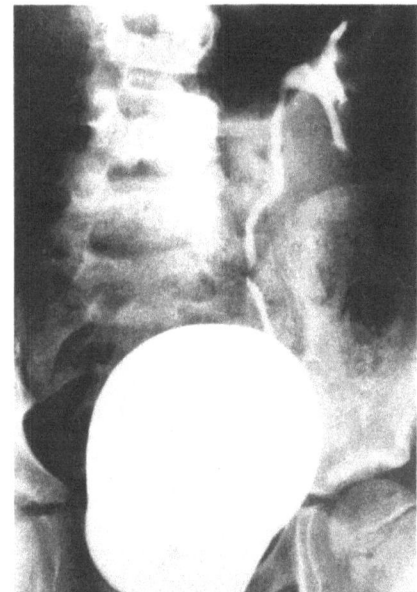

Abb. 128   Abb. 129

Abb. 128–132: 7jähriges Mädchen (K., M.).
Anamnese: Seit Geburt Enuresis nocturna et diurna im Urogramm (8/1979, präop.) Doppelniere rechts, scheinbar prävesikal gestauter Ureter rechts, sonst o. B. (128). Im MCUG (8/1979 präop.) VUR II links (129). Die doppelseitige retrograde Pyelographie in Op.-Bereitschaft zeigte eine komplette nephro-ureterale Doppelanlage beidseits mit weit dilatierten NBKS und Ureteren der oberen Nierensegmente (130), die paraurethral im Vestibulum vaginae münden (131, beide nach lateral laufende Ureteren-katheter). Nach zweizeitiger Heminephroureterektomie Urogramm (132), Miktion und Urinbefund o. B. Der VUR II links (129) verschwand nach rechtsseitiger (!) Heminephroureterektomie ohne Therapie.

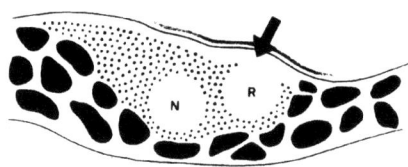

Abb. 127: Ein VUR in nur ein Segment bei kompletter Doppelanlage betrifft fast ausnahmslos das untere Nierensegment (oberes Ostium), da der entsprechende submuköse Verlauf (R) kürzer als der des kaudalen (N) Ureters ist. Das submuköse Segment des refluierenden Ureters (R) bei Doppelanlage hat statt Muskulatur weitgehend kollagenes Gewebe.
Aus: Schulman CC, Gregoir W: Urologe **16:** 118–123, 1977; mit freundlicher Erlaubnis von C. C. Schulman und W. Gregoir sowie Springer-Verlag, Heidelberg.

100

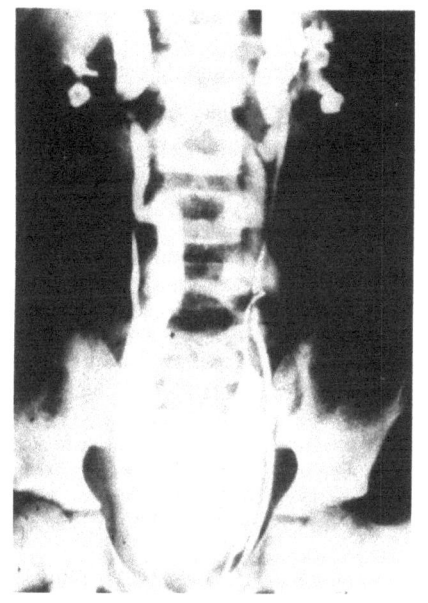

Abb. 130

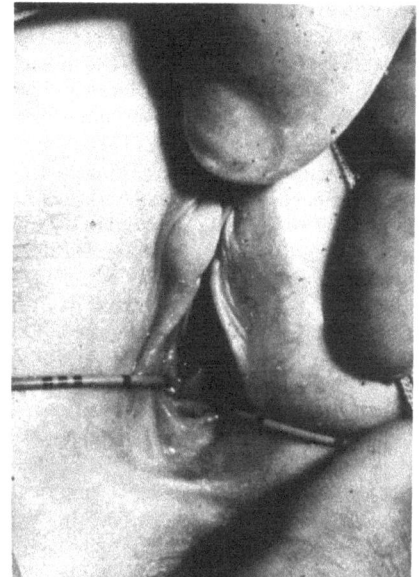

Abb. 131

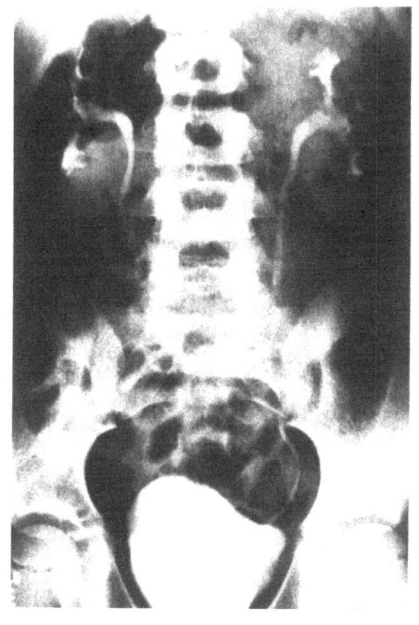

Abb. 132

jedoch den Rahmen dieser Darstellung überschreiten (weiterführende Literatur: Amar 1966, Belman et al. 1974, Barrett et al. 1975).

Die Operationsindikation bei VUR in nephro-ureterale Doppelanlagen ist im Prinzip die gleiche wie die bei normalen Ureteren.

Für die Wahl des Operationsverfahrens hat das Vorliegen zweier separater urinableitender Systeme allerdings in manchen Fällen Konsequenzen. So ist bei weitgehend funktionslosem (meist unterem) Segment der Doppelniere die Heminephroureterektomie angezeigt, wenn das verbleibende Nierensegment noch eine erhaltenswerte Restfunktion zeigt. Dies ist präoperativ durch die seitengetrennte OIH-Clearance dann mit ausreichender Sicherheit feststellbar, wenn der der Kamera nachgeschaltete Prozeßrechner so programmiert werden kann, daß eine Differenzierung zwischen oberem und unterem Nierensegment möglich ist (Abb. 133–141). Besondere Vorsicht ist bei Heminephroureterektomien im Bereich der gemeinsamen distalen Scheide beider Ureteren geboten, da diese gemeinsame nutritive Gefäße für beide Ureteren enthält. Nach unseren Erfahrungen ist die vollständige Auslösung des zu entfernenden Ureters unter großzügigem Belassen der Scheide bisher ohne jede Komplikation verlaufen.

Gelegentlich findet sich trotz präoperativ unauffälliger röntgenologischer Verhältnisse am scheinbar gesunden Segment einer Doppelanlage doch eine so geringe Funktion der gesamten Doppelniere, daß eine Nephroureterektomie notwendig ist (Abb. 25–27, 147–149). Dies dürfte durch ein Übergreifen der Entzündung vom Nierensegment mit VUR auf das gesunde Nierensegment bedingt sein.

Die Uretero-Ureterostomie, also die End-zu-Seit-Anastomose des distal resezierten refluierenden in den gesunden Ureter sollte man nur in besonderen Fällen vornehmen, da im allgemeinen die gängigen ARP einfacher und erfolgreicher sind. Indiziert kann die im allgemeinen mikrochirurgische Techniken oder längere Drainagen erfordernde Uretero-Ureterostomie z.B. in Fällen sein, in denen ein dystoper Ureter vorliegt (Abb. 142–146). In der Literatur finden sich entsprechend dieser seltenen Indikation auch nur Fallberichte zur Uretero-Ureterostomie beim VUR (Diaz-Ball et al. 1969, Gutierrez et al. 1969, Lytton et al. 1971).

Zur selten vorgenommenen Pyeloureterostomie (Timothy et al. 1971, Belman et al. 1974; zusammen 7 Fälle) liegen keine eigenen Erfahrungen vor.

Ist die (Halb)niere erhaltungswürdig, so sind die ARP nach Politano–Leadbetter mit 93% oder Lich et al./Gregoir mit 97% Erfolg jeweils bei en bloc Behandlung beider Ureteren mit ausgezeichneten Ergebnissen durchführbar (Tab. 26). Zur Advancement-Methode nach Hutch (1968) liegen nur von Amar (1968) Berichte vor.

Die Literaturzusammenstellung der Tab. 26 zeigt, daß in 78/360 = 22% der Fälle nur noch die Heminephroureterektomie vorgenommen werden konnte. Auffallend gering ist dagegen die Zahl der Nephroureterektomien mit insgesamt n = 7.

Zusammenfassend gilt zur Behandlung kompletter nephroureteraler Doppelanlagen mit VUR:

– die Indikation zur Operation erfolgt nach den gleichen Kriterien wie bei normalen Ureteren,

– die operative en bloc-Versorgung nach Politano–Leadbetter oder Lich/Gregoir bringt sehr gute Ergebnisse, ausreichende Fallzahlen liegen vor.

– zeigt nur ein Ureter VUR, so sollte heute die gemeinsame Implantation beider Ureteren nach Politano–Leadbetter oder Lich et al./Gregoir vorgezogen werden. Die gelegentlich durchgeführte Op. nur am refluierenden Ureter birgt die Gefahr der Verletzung nutritiver Gefäße auch des gesunden Ureters,

– die Methode nach Cohen scheint auch bei nephroureteralen Doppelanlagen gute Ergebnisse zu bringen, ist jedoch bisher eine Einzelmitteilung.

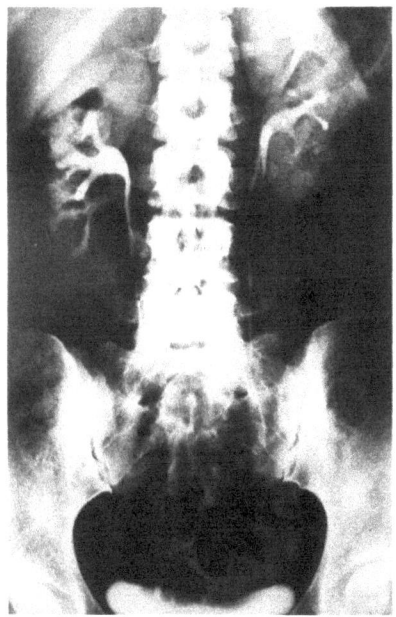
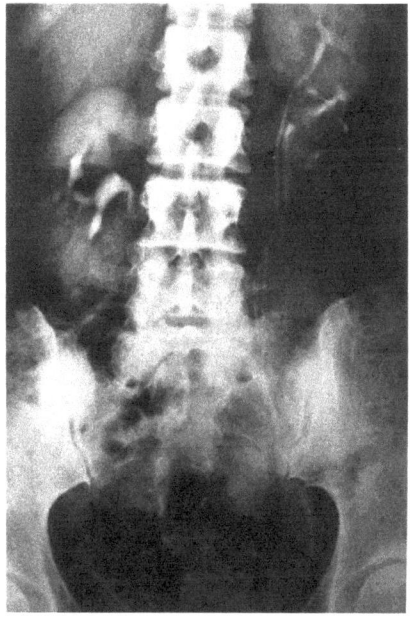

Abb. 133: Urogramm 10 min n. Inf. **Abb. 134:** Urogramm, nach Entleerung.

Abb. 133−141[1]: 27jährige Frau (G., G.).
Anamnese: a. W. d. P. urologische Untersuchung wegen besonderer Umstände, symptomlos.
Verlauf: im Urogramm 10 min n. Inf. (133) und nach Entleerung (134) komplette nephroureterale Doppelanlage links. Im MCUG bei Füllung (135) und Miktion bzw. Entleerung des NBKS (136, Pfeile) VUR II links in das untere NBKS. Die seitengetrennte OIH-Clearance (137−141) zeigt eine Leistung von 95 ml/min oder 31% des linken unteren Nierenpols. Hätte eine Op.-Indikation links zur Diskussion gestanden, hätte man sich aufgrund der OIH-Clearance von 95 ml/min zur Heminephroureterektomie und gegen die ARP entschieden. Zum besseren Verständnis der nuklearmedizinischen Abbildungen wurden die Legenden direkt darunter gesetzt.

---
[1] Originalbilder Abb. 133−136: Dr. H. Davidts, FA Urologie, 5000 Köln 1, mit freundlicher Erlaubnis von H. Davidts. Originalabbildung und Untersuchung Abb. 137−141: Priv. Doz. Dr. G. Mödder, Nuklearmedizinisches Institut der Universität Köln (Direktor: Prof. Dr. H. Kutzim) mit freundlicher Erlaubnis von G. Mödder und H. Kutzim.

— unabhängig vom jeweiligen Vorgehen ist die Koinzidenz von nephroureteraler Doppelanlage und VUR insofern ungünstiger als bei einem ableitenden System, als in 22% nur noch die Resektion der (meist unteren) nephroureteralen Doppelanlage erfolgen kann.

Tabelle 26: Therapie bei VUR in komplette nephroureterale Doppelanlagen, Literaturzusammenstellung.

Autor	Politano–Leadbetter en bloc	Einzelureter	Lich–Gregoir en bloc	Einzelureter	Hemi-nephrekt.	Nephro-nephrekt.	andere	Summe
Ambrose u. Nicolson 1964					3	1		4
Amar 1968	10	1			8	2	14 (Hutch)	35
Bettex u. Kuffer 1969	14					1		15
Moormann et al. 1969	12		2		5			19
Johnston u. Heal 1971	7	2			9			18
Timothy et al. 1971	10				18		1	29
Altrock u. Wulff 1974	4		28	1	7	1	(Pyelo-ureterostomie)	41
Belman et al. 1974	14	1			6		6	27
Barrett et al. 1975	66				17	2	(Pyelo-ureterostomie)	85
Cohen 1975							16 (Cohen)	16
Helbig et al. 1977	16		36					52
Heising et al. 1978	8	2	3	1	5			19
Summe	161	6	69	2	78	7	23	360
davon erfolgreich	150 = 93%		67 = 97%					

10.4.3.8. Kongenitale Ureterdilatation und VUR

Leider hat sich trotz der Vorschläge der Nomenklaturkommission (Philadelphia 1976) für die kongenitalen Ureterdilatationen kein einheitliches Schema durchsetzen können.

Praktikabel erscheint — besonders auch bzgl. des begleitenden VUR — die Einteilung von Hohenfellner (1980, Tab. 27). Der primäre kongentiale VUR fehlt hier, da er im Urogramm normalerweise keine Dilatation zeigt. Der primär kongenitale Megaureter zeigt keinen VUR, er wird deshalb nicht weiter besprochen. Auch die „neurogene Blase", die häufig Dilatation und VUR zeigt, ist für diesen Zusammenhang ein zu komplexes Thema (zusammenfassende Darstellung Seiferth (1976)). Die verbleibenden Krankheitsbilder (Megaureteren, Megacystinssyndrom, sekundärer kongenitaler VUR, sekundärer kongenitaler Megaureter) werden nur kurz besprochen, da es sich um Raritäten handelt, die nur von spezialisierten Zentren behandelt werden sollten.

Megaureteren-Megacystissyndrom

Die Merkmale dieser Erkrankung gehen aus Tab. 27 hervor. Besonders auffällig ist die extreme Dilatation sowohl von NBKS und Ureter als auch der Blase sowohl im Urogramm als auch im MCUG. Die Beurteilung der Parenchymdestruktion, also der Nierenberandung und des NBKS wird im allgemeinen dadurch erschwert, daß die polyurischen dysplastischen Nieren große Mengen isothenurischen Harns produzieren. Typisch sind das Fehlen eines subvesikalen Hindernisses sowie deutlich lateralisierte, mißgebildete Ostien.

Während bei der — selteneren — einseitigen Erkrankungsform nephroureterektomiert werden kann, ist die Prognose bei doppelseitiger Erkrankung schlecht (Stockamp u. Hohenfellner 1980, Westenfelder u. Sommerkamp 1980), da jede Operation (z.B. Reimplantation, Modelage) periphere Widerstandserhöhung und damit durchbedingte zusätzliche Verschlechterung der schon kongenital meist grenzwertigen Funktion bedeuten muß.

104

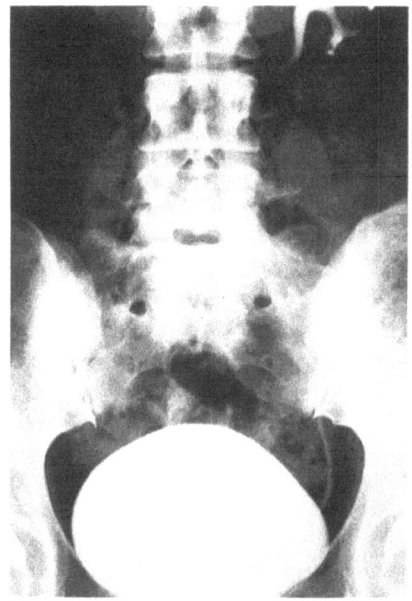

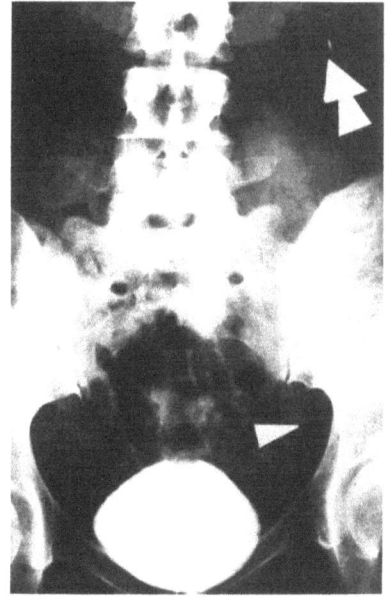

Abb. 135: MCUG bei Füllung (350 ml)

Abb. 136: MCUG bei Miktion. Pfeile = VUR II links.

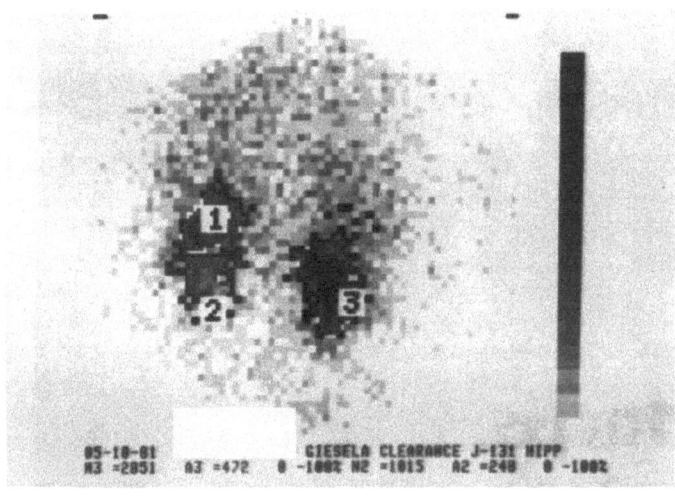

Abb. 137: Seitengetrennte OIH-Clearance. Die Regions of interest sind durch Isokonturlinien bezeichnet. 1 = oberes Nierensegment links, 2 = unteres Nierensegment links, 3 = rechte Niere.

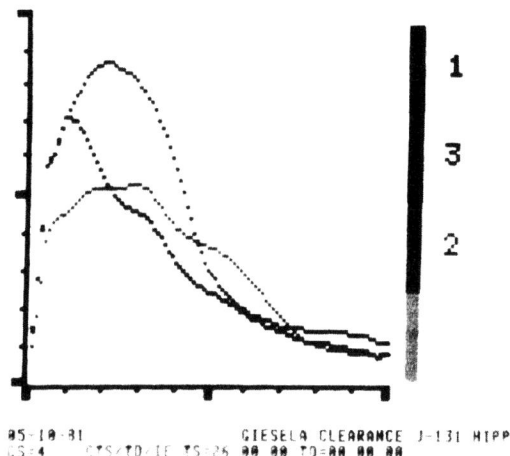

85-10-81   GIESELA CLEARANCE J-131 HIPP
CS=4   CTS/TD/IE TS=26 00 00 TD=00 00 00

Abb. 138: Seitengetrennte OIH-Clearance. Zeitaktivitätskurven der beiden linken Nierensegmente (1, 2) und der rechten Niere (3). Da die Bilder original farbig sind, ist dort eine eindeutige Zuordnung möglich.

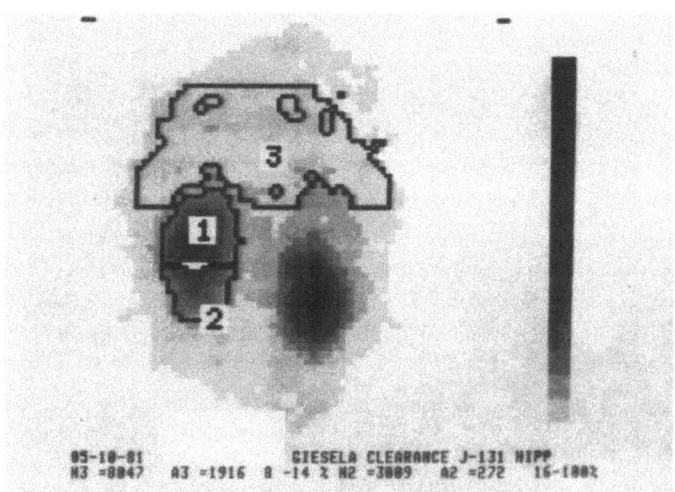

Abb. 139: Nach der Bestimmung des Gesamtanteils der rechten Niere (42%) und der linksseitigen Doppelniere (58%) an der Gesamtclearance erfolgt die Berechnung der Absolutclearance des oberen (1) und unteren (2) Nierensegments; 3 = Region of interest des Backgrounds zur Backgroundsubtraktion.

106

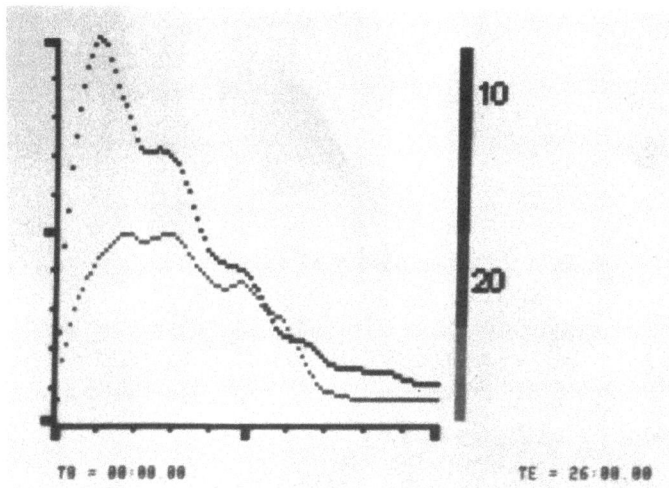

TØ = ØØ:ØØ.ØØ   TE = 26:ØØ.ØØ

Abb. 140: Die Zeitaktivitätskurven von 10 = dunkler = oberes Nierensegment und 20 = heller = unteres Nierensegment; Minderdurchblutung und Abflußverzögerung des unteren Nierensegments (20) sind deutlich. Wegen der original farbigen Abbildungen ist dort eine einwandfreie Differenzierung möglich.

```
16-10-81              GIESELA CLEARANCE J-131 HIPP
---------------------------------------------------------------
REMARKS:


---------------------------------------------------------------
              SEITGETR.HIPPURANCLEARANC

WEIGHT          61    KG
LENGTH         165    CM
BODY SURFACE    1.67  M2
TOTAL CLEARANCE 305   ML/MIN
                         LEFT        RIGHT       L/R
MAXIMUM (CTS/MIN)        1491        1029        1 45
TIME AT MAX (MIN)         3.1         8.1        0 39
HALFLIFE FROM MAX (MIN)   6.5         7.9        0 83
SLOPE ASCENDING (CTS/MIN2)  529.4     50.9      10 40
SLOPE DESCENDING (CTS/MIN2) -114.1   -64.9       1 76
PERC. CLEARANCE (%)        69          31        2 23
ABS. CLEARANCE (ML/MIN)   210          95        2 21
---------------------------------------------------------------
DIAGNOSIS:LEFT =UPPER POLE, RIGHT=LOWER POLE
          DUPLEX KIDNEY,LEFT SIDE,VUR LOWER SEGMENT
```

Abb. 141: Absolute OIH-Clearance beider Segmente; left = oberes Nierensegment, right = unteres Nierensegment, vgl. ,,Diagnosis".

107

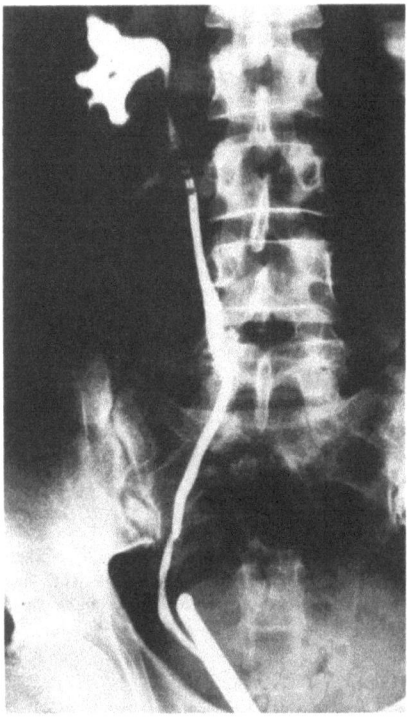 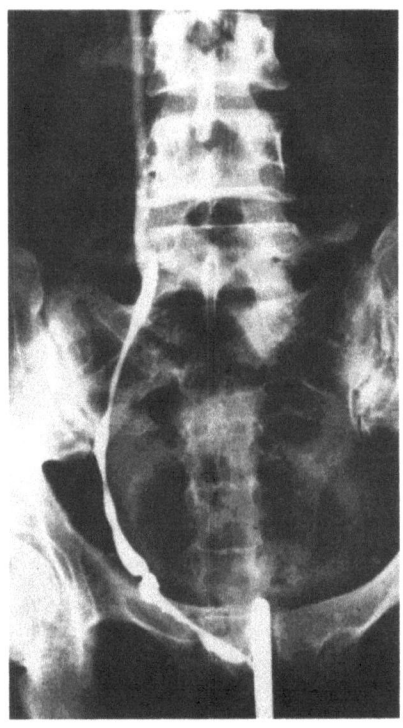

Abb. 142: Retrograde Füllung oberes, normo-topes Ostium = unteres Nierensegment, 76%iges KM; Nebenbefund: Luftblasen ca. 4 cm sub-pelvin (Artefakt).

Abb. 143: wie 142, jedoch urethral dystopes Ostium.

Sekundärer kongenitaler Reflux

Sekundäre kongenitale VUR, die bei koinzidenten subvesikalen Abflußhindernissen und Spina bifida gesehen werden, zeigen schon im Urogramm eine deutliche Dilatation der oberen Harnwege. Nierennarben sind meist vorhanden, müssen jedoch nicht sehr hoch-gradig sein. Ebenso sind VUR-Grad im MCUG sowie Ostienlage und Konfiguration zwar meist pathologisch, jedoch nicht immer schwer ausgeprägt. Die Prognose folgt der des Grundleidens.

Sekundärer kongenitaler Megaureter

Wie Tab. 27 zeigt, kennzeichnen besonders schwere Veränderungen dieses Krankheitsbild. Es wird meist als Folge bulbärer Harnröhrenklappen bei Knaben gefunden, nach Stockamp u. Hohenfellner (1980) besteht bei Urethralklappen in je einem Drittel kein, ein einseitiger oder ein doppelseitiger VUR.

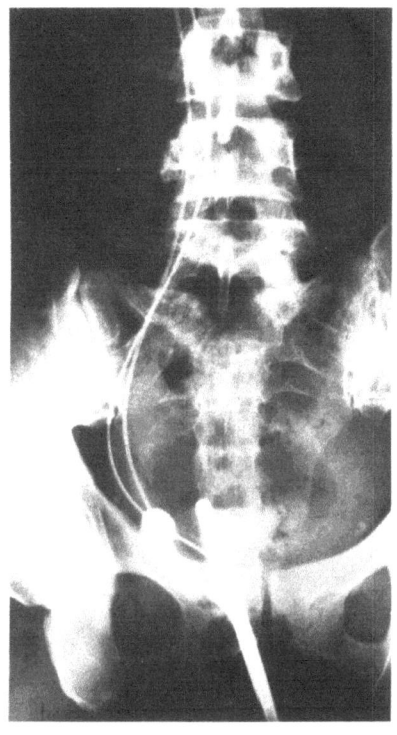

Abb. 144: Ureterenkatheter in beiden Ureteren.

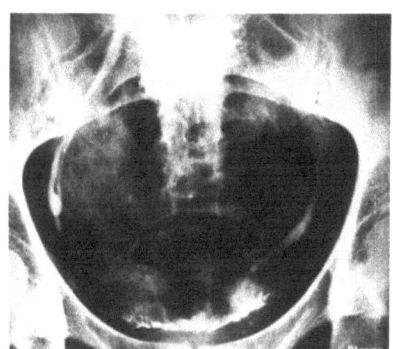

Abb. 145: 8 Wochen nach Uretero-Ureterostomie rechts, 10 min n. Inf.

Abb. 142–145: 37jährige Frau (S., E.).
Anamnese: rezidivierende Pyelonephritiden rechts, geringfügige lebenslange Enuresis diurna, VUR II rechts in oberes (!) Nierensegment. Ostium des oberen Nierensegments im Bereich des Spincter urethrae dystop gelegen. Nach Uretero-Ureterostomie (145, 146) subjektiv und objektiv o. B.

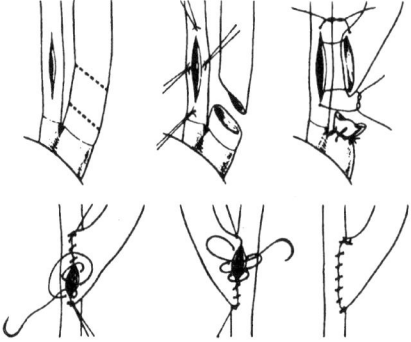

Abb. 146: Schema der Uretero-Ureterostomie. Aus: Bracci U, Miano L, Laurenti C: Eur Urol 5: 347–351, 1979; mit freundlicher Erlaubnis von S. Karger Verlag, Basel.

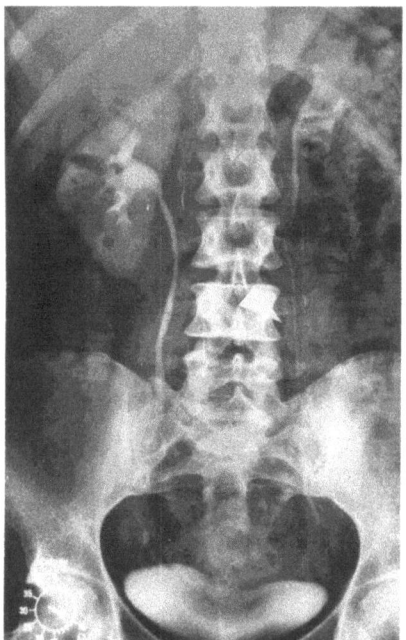

Abb. 147: Urogramm 10 min n. Inf.

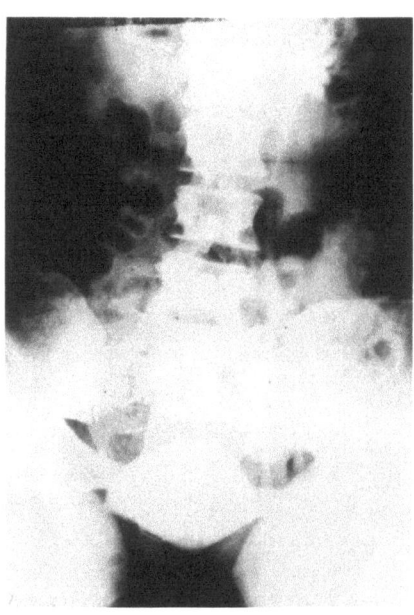

Abb. 148: Miktionscystourethrogramm während Miktion.

Die Prognose der VUR richtet sich sowohl nach dem Ergebnis der Klappenresektion als auch danach, ob bei Erstdiagnose ein ein- oder doppelseitiger VUR bestand. Nach Kurth et al. (1980) ist in ca. 60% mit einem Verschwinden des VUR nach Klappenresektion zu rechnen. Johnston (1978) fand eine entsprechende Rückbildung nach Klappenresektion

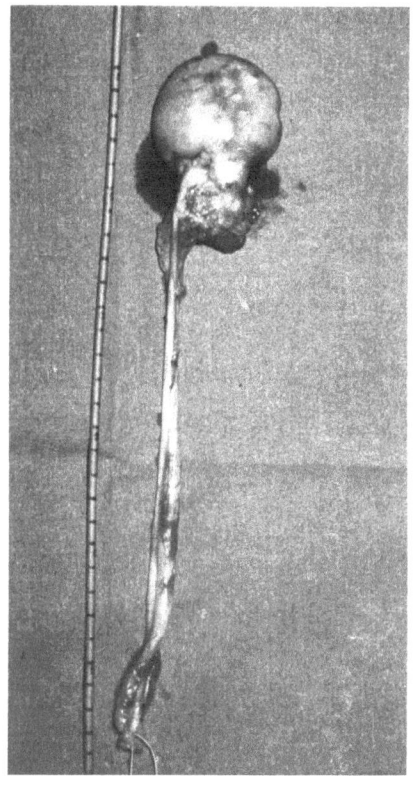

Abb. 149: Operationspräparat.

Abb. 147–149: 27jährige Frau (T., K.).
Anamnese: rezidivierende Pyelonephritiden links.
Verlauf: im Urogramm (147) Darstellung eines pyelonephritisch veränderten Nierenbeckenkelchsystems links, Doppelkontur des Ureters medial des durchgezeichneten angedeutet. Da die OIH-Clearance der ganzen Niere nur 108 ml/min = 18% betrug Nephroureterektomie links (Abb. 149).

dagegen nur bei 16/44 Knaben (30 Ureteren). Dabei bildete sich ein ursprünglich bilateraler VUR in 4/9 Fällen bilateral, in 5/9 Fällen nur unilateral zurück. Stockamp u. Hohenfellner (1980) fanden bei 12/20 Patienten nach Klappenresektion persistierende VUR, von denen letztlich 9 nephroureterektomiert werden mußten. Ähnlich Westenfelder u. Sommerkamp (1980): 10/19 Fällen persistierten nach Klappenresektion, 6 dieser Fälle waren niereninsuffizient, eine Ureterimplantation erfolglos.
Diese Zahlen sind nur scheinbar widersprüchlich, da die Kollektive mit schlechteren Ergebnissen auch primär schlechtere Ausgangsbefunde hatten. Besonders deutlich wird dies anhand der beschriebenen VUR – und Vernarbungsgrade sowie insbesondere der primären Nierenfunktion (Stockamp u. Hohenfellner 1980, Westenfelder u. Sommerkamp 1980).
Zur Koinzidenz von kongenitaler Ureterdilatation VUR ist folgende Zusammenfassung erlaubt:

111

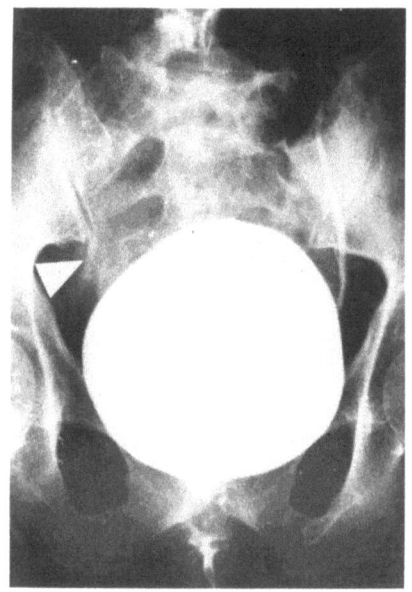

Abb. 150

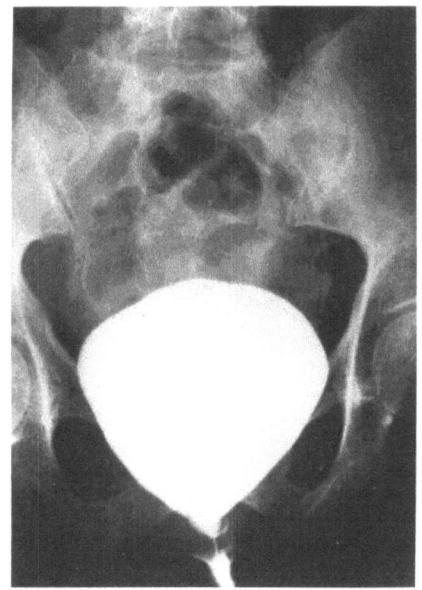

Abb. 151

Abb. 152

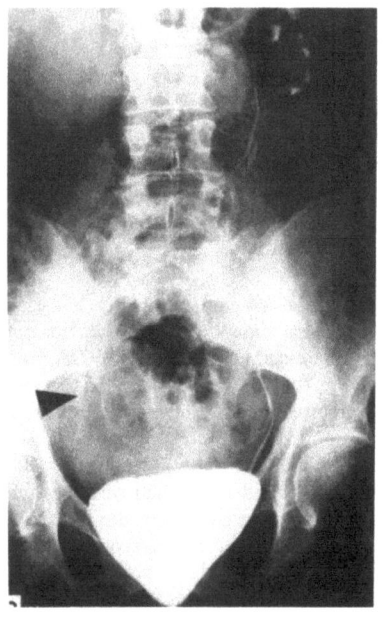

Abb. 150–152: 43jährige Frau (M., K.).
Anamnese: Urämie bei komplett obstruierendem
Ureterstein rechts (Pfeil), links VUR II in beide Segmente einer kompletten Doppelanlage, bei Füllung
(150) und Entleerung (151, 152), OIH-Clearance
der linken Seite (nach Urämie) 100 ml/min = 15%.
Wegen der pyelonephritischen Veränderungen nach
Smellie c (Abb. 17, ohne Röntgenbild) wäre auch
bei besserer Funktion keine ARP versucht worden.
Tiefe Ureterolithotomie rechts. Belassen der Niere
links, da fehlende Symptomatik und Grundleiden
chronisch myeloische Leukämie.

112

- bei Frühdiagnose liegt die Heilungsrate sekundär kongenitaler Megaureteren mit VUR, die durch Urethralklappen bedingt sind, nach Klappenresektion bei ca. 60%.
- besteht bei Erstdiagnose ein doppelseitiger VUR, so ist die Prognose quoad vitam deutlich schlechter als bei unilateralen VUR (signifikant bei Johnston 1978).
- VUR, die trotz Klappenresektion persistieren, sind fast immer mit einer funktionslosen Niere vergesellschaftet. Jede weitere Operation ist dann kontraindiziert.

10.4.3.9. *Veränderungen kontralateraler Ureteren nach ARP*

Postoperativ nachweisbare VUR der nichtoperierten Seite nach kontralateraler ARP sind wiederholt beschrieben worden, die entsprechenden Kollektive sind unter Auslassung der Arbeiten mit einstelliger Fallzahl in Tab. 28 zusammengefaßt.

Tabelle 27: Wichtige Formen der angeborenen Harnleiterdilatation; tabellarisch zusammengefaßt nach Hohenfellner (1980) mit dessen freundlicher Erlaubnis.

| Krankheitsbild | Urogramm | | Miktionscystourethrogramm | | Ostien (n. Lyon et al. 1969a) | |
	Dilatation d. Harnleiter (n. Emmet, 1971)	Vernarbung der Niere (n. Smellie et al. 1975, Abb. 17)	Grad des VUR (n. Heikel u. Parkkulainen 1966, Abb. 16)	subvesikales Abfluß-hindernis	Form (Abb. 4)	Lage (Abb. 5)
Primär kongenitaler VUR mit Nieren-dystrophie (Megaureteren-Mega-cystis-Syndrom)	IV	Anm. 1	V	nein	Golfloch	C
sekundärer kongenitaler VUR	I–V	I–IV	I–V	ja	alle	A–C
primär kongenitaler Megaureter	I–V	I–IV	nein	nein	o. B.	o. B.
sekundär kongenitaler Megaureter	IV + V	I–IV	III–V	ja	alle	B, C

[1] Typisch: sehr flaue Füllung wegen isosthenurischer Polyurie, vgl. Text.

Ob es sich in jedem Einzelfall um einen neu aufgetretenen VUR oder um einen präoperativ zufällig nicht nachgewiesenen der kontralateralen Seite handelt, bleibt naturgemäß offen. Die hohe Zahl von 143/812 = 15% p. op. VUR der kontralateralen, nichtoperierten Seite schließt aus, daß es sich hier nur (!) um präoperative diagnostische Irrtümer handelt.

Welche Bedeutung haben nun diese postoperativen VUR der kontralateralen Seite? Hier ist wesentlich, daß 34/44 = 77% dieser VUR innerhalb eines Jahres spontan ohne bzw. unter konservativer Therapie wieder verschwanden. Vor einer operativen Korrektur (u. a. Kühbacher et al. 1972, Carpentier et al. 1980) sollte deshalb bei Fehlen anderer Komplikationen ein Jahr abgewartet werden. Dies gilt unabhängig von der primären Operationsmethode.

Hatten noch Kühbacher et al. (1972) sowie Warren et al. (1972) der Ostiumkonfiguration und -lage des kontralateralen, primär nicht refluierenden Ureters eine so große Bedeutung beigemessen, daß sie in Fällen erheblicher Ostiumpathologie die „prophylaktische" doppelseitige Op. forderten, so maßen Parrott u. Woodard (1976) sowie Rösner et al. (1980) der Ostiumkonfiguration und -lage des nichtoperierten Ureters keine Bedeutung zu.

U. E. ist eine „prophylaktische" doppelseitige Op. nicht zulässig, da bei der Komplikationsrate aller ARP (Tab. 16) die Op. eines nur vermuteten Befundes nicht indiziert ist.

Von mehr historischem Interesse ist: in einigen Fällen wurde bei primär doppelseitigem VUR einseitig operiert. Eine genaue Zahlenangabe bzgl. der primär doppelseitigen Befunde ist nicht möglich, interessant ist aber, daß in 94 Fällen (McGovern u. Marshall 1967, Warren et al. 1972, Freede 1979) nach einseitiger Op. eines primär doppelseitigen VUR ein VUR der kontralateralen Seite postop. nicht mehr bestand und auch nicht mehr auftrat. Heute wird allerdings meist einzeitig doppelseitig operiert.

Die Ursachen für spontane Veränderungen kontralateraler Harnleiter können nur vermutet werden. Neben der Möglichkeit, daß es sich bei den „verschwundenen" VUR um sekundäre gehandelt hat, die nach (Infekt) Sanierung einer Seite spontan ausheilen konnten, kann auch kontralateral durch den eben doch recht großen Eingriff in das ureterotrigonale Funktionssystem eine Ostiuminsuffizienz verursacht worden sein.

Zusammenfassend gilt für das praktische Vorgehen:

– ein nach einseitiger ARP auftretender VUR des kontralateralen Ureters sollte ein Jahr nicht behandelt werden, da drei Viertel dieser Fälle – unabhängig von der primären Op.-Methode – spontan sistieren.

– Konfiguration und Lage des nicht refluierenden Ostiums erlauben keine prognostische Aussage.

– die postoperativ auftretenden kontralateralen VUR sind im allgemeinen nicht durch HWI kompliziert.

Tabelle 28: Auftreten kontralateraler, präoperativ nicht nachweisbarer VUR nach einseitiger ARP; Literaturzusammenstellung. Es wurden nur Arbeiten aufgenommen, die zweistellige Op.-Zahlen angeben. Das Ergebnis nach Cohen ist bisher eine Einzelmitteilung.

Autor	Methode	einseitige ARP (n)	postop. kontralat. VUR (n)	postop. kontralat. VUR (%)	spontan sistiert
McGovern u. Marshall 1967	Paquin	294	52	18	?[1]
Kühbacher et al. 1972	Paquin	28	9	32	?
Warren et al. 1972	PL[2]	50	11	22	?
Parrott u. Woodard 1976	Paquin	40	8	20	6
Willscher et al. 1976a	PL	104	17	16	17
Wallace et al. 1978	div.	106	10	18	8
Freede 1979	PL, LG[3]	284	27	9	?
Carpentier et al. 1980	PL	100	5	5	3
	Cohen	100	4	4	
		812	143	15	34/44 = 77%
davon PL		254	33	11	
	Paquin	362	69	19	
	Cohen	100	4		

[1] ? = keine Angabe
[2] PL = Politano–Leadbetter
[3] LG = Lich et al./Gregoir

10.4.4. Der Stumpfreflux

VUR in Ureterstümpfe sind bzgl. ihrer Bedeutung nicht einheitlich zu beurteilen. Typische Beschwerden sind die rezidivierenden HWI durch den ureteralen Restharn. Gelegentlich werden dauernde oder nur während der Miktion auftretende Flankenschmerzen beschrieben.

Berichte mit größeren Fallzahlen (McEwen 1963, Lipsky u. Chisholm 1971, Malek et al. 1971, Schneider u. Strohmenger 1974; zusammen 30 Fälle) zeigen tendenziell, daß der

114

Stumpfreflux zu einer belastenden Erkrankung nach Nephrektomie bei weiterbestehendem VUR werden kann. Nur in 6/30 der genannten Fälle bestand ein asymptomatischer Verlauf, 24/30 = 80% wurden erst nach sekundärer Stumpfexstirpation beschwerdefrei. Der anhand von 10 Fällen von Schneider u. Strohmenger (1974) abgeleiteten Schlußfolgerung: „die totale Nephroureterektomie bei nachgewiesenem Reflux ist primär nur dann indiziert, wenn der Harnleiter erweitert und starr ist; einem derartigen Ureterstumpf fehlt die Kraft zur aktiven Entleerung; er wirkt wie ein infiziertes Divertikel" ist u. E. nicht zuzustimmen. Da 24/30 = 80% der publizierten Fälle doch sekundär ureterektomiert werden mußten, dürfte eine sofortige primäre Nephroureterektomie prinzipiell angezeigt sein. Selbst wenn eine zweite inguinale Inzision zur Ureterektomie in gleicher Sitzung vorgenommen werden muß, so ist die Mehrbelastung (ca. 30 min Operationsverlängerung) gemessen am Gewinn der tatsächlichen Sanierung und vor allem gemessen an der Vermeidung einer zweiten Operation mit Narkose und stationärem Aufenthalt als gering zu veranschlagen, vgl. hierzu 10.4.2. Nephroureterektomie.

11. Prognose bzw. Therapieempfehlungen

Die Ausführungen zur Prognose des VUR sind teilweise in den entsprechenden Kapiteln bereits dargestellt worden (vgl. 7. Folgen des vesiko-ureteralen Refluxes und 10. Therapie). Trotzdem scheint eine abschließende Wertung der prognostischen Angaben wichtig, denn sie stellt für die meist praktisch orientierten Leser ja zugleich eine Zusammenfassung und Therapieempfehlung dar.

Die Prognose sekundärer VUR soll hier von vornherein ausgeklammert werden, da sie sich nach dem Grundleiden richtet; sie ist im übrigen meist eher dubiös. Die nachfolgende Unterteilung der Prognose primärer VUR in die Prognose einzelner Therapieformen, einzelner Befunde bzw. Problemgruppen sowie einzelner Stadien erscheint zunächst umständlich. Sie wurde aber gewählt, weil man häufig genug eher die wahrscheinliche Prognose des gerade vorliegenden, durch verschiedene Befunde charakterisierten Falles und nicht die globale Prognose operativer oder konservativer Therapie erfahren will.

Aus diesem Grunde wurde zum Abschluß auch noch einmal die Prognose der einzelnen Stadien nach Heikel u. Parkkulainen (1966) dargestellt, da dieses Einteilungsschema sich heute bei Nephrologen, Pädiatern, Radiologen und Urologen weitgehend durchgesetzt hat und damit viel zur Vergleichbarkeit in der Literatur beigetragen hat. Darüber hinaus haben neuere Arbeiten mit Signifikanzberechnung den hohen Wert dieser Stadieneinteilung gerade bzgl. der Prognose gezeigt.

11.1. Prognose einzelner Therapieformen

Keine Therapie

Es gibt keine Arbeit, die eine spontane Heilung des VUR an einem ausreichend hohen Patientengut glaubhaft darstellt. Es wird zwar häufig zitiert, dieser oder jener Autor habe über eine große Zahl von „Spontanheilungen" berichtet, bei Prüfung handelt es sich jedoch immer um Ergebnisse der konservativen Therapie.

Nur während der ersten 12 Lebensmonate wird eine hohe Rate sog. spontaner Rückbildungen – häufig unter Therapie – berichtet. Da bei Neugeborenen fast nie ein VUR besteht (Strohmenger 1974c), sind sowohl der Häufigkeitsgipfel als auch die hohe Rate spontaner Rückbildungen im Säuglingsalter wahrscheinlich Ausdruck einer Adaptation an die plötzlich einsetzende Exkretionsfunktion der Niere.

Da nach Aperia et al. (1976) auch bei sterilen VUR Grad III mit Erreichen des 5. Lebensjahres regelmäßig eine signifikante Abnahme der GFR (gegenüber Grad I und II sowie gesunden Nieren) eintritt und nach Salvatierra u. Tanagho (1977) 32 Patienten mit dekompensierter Niereninsuffizienz bei beidseitigen VUR in einem Durchschnittsalter von 21,2 Jahren (5–38 Jahre) dialysepflichtig waren, darf man kaum davon ausgehen, daß sich ein VUR „verwächst".

Konservative Therapie

Konservative Therapie bedeutet beim VUR Langzeitbehandlung mit Antibiotika (meist mehrere Jahre). Die Dauerprophylaxe ist dabei der intermittierenden Therapie überlegen (Tab. 6). Wesentliche Nebenwirkungen sind bei konsequenter Therapieüberwachung bei den hierfür in der kindernephrologischen Literatur meist empfohlenen Präparategruppen Trimethoprim + Sulfamethoxazol bzw. Nitrofurantoin nicht zu erwarten (Edwards et al. 1977).

116

Berücksichtigt man nur Arbeiten mit Grading und Signifikanzberechnung (Tab. 6), so scheint die Prognose für Grad I und II günstig, für die Grade IV und V dagegen wenig sinnvoll. Für Grad III ist u. E. anhand der bisherigen Ergebnisse keine Empfehlung zur konservativen Therapie erlaubt – unabhängig von den sehr guten Ergebnissen einzelner Autoren. Die prognostischen Angaben bzw. Ergebnisse der Tab. 6 müssen aus der Sicht des Urologen allerdings differenzierter, nämlich unter Berücksichtigung des Ostiumbefundes gesehen werden (vgl. 11.3. Prognose der Grade I–V).

Die Prognose der konservativen Behandlung bezogen auf das Alter bei Erstdiagnose ist nicht einheitlich zu beurteilen (Aladjem et al. 1980 bzw. Edwards et al. 1977).

In den ausreichend präoperativ voruntersuchten und während der Therapie überwachten Kollektiven ergab sich für die konservative Therapie der Grade I und II in ca. 80% eine Heilung, in den Graden III und schlechter in ca. 35% (Unterschied signifikant).

Die Prognose der konservativen Therapie ist bei gleichzeitigem Vorliegen von paraureteralen Divertikeln schlecht. Auch VUR I und II müssen bei zusätzlichen paraureteralen Divertikeln operiert werden.

Operative Therapie

Nephroureterektomie: die Prognose nach Nephroureterektomie bei einseitigem VUR ist günstig. Voraussetzung ist selbstverständlich eine ausreichende Restfunktion der kontralateralen Niere, jedoch ist diese zumindest bei Kindern überdurchschnittlich gut, denn diese „kompensatorische Hypertrophie" ist desto ausgeprägter, je höher der VUR-Grad auf der refluierenden Seite ist (Aperia et al. 1976).

Da es sich bei den zur Nephroureterektomie anstehenden Organen häufig um die Stadien IV und V handelt, liegt oftmals eine ausgeprägte Parenchymdestruktion mit Hypertonie (20% der Fälle mit VUR und Nierennarben, Bachmann et al. 1980) oder eine durch die Minderqualität des Parenchyms und Nierenbeckenkelchsystems unterhaltene therapieresistente HWI vor, in solchen Fällen kann die frühzeitige Entfernung von Niere und Ureter für den Patienten nur günstig sein.

Die Prognose der Patienten nach Nephroureterektomie ist also im allgemeinen als günstig zu bezeichnen, jedenfalls ist sie günstiger als bei Belassen des weitgehend zerstörten Nierensegmentes. Der Wert der Nephroureterektomie bei Kranken mit fortgeschrittenen VUR wird durch die Befunde von Hicks et al. (1975; vgl. 11.2. Prognose einzelner Befunde und Problemgruppen, Hypertonie) nachdrücklich unterstrichen.

Heminephroureterektomie: für die Heminephroureterektomie bei kompletten nephroureteralen Doppelanlagen gilt prinzipiell die gleiche Prognose wie für die Nephroureterektomie. Heute ist als Voraussetzung zur Heminephroureterektomie die präoperative selektive Clearance des oberen und unteren Nierensegments zu fordern, da sie zur objektiven Indikationsstellung wesentlich beiträgt (vgl. Abb. 133–141 sowie 10.4. Probleme bei VUR in nephroureterale Doppelanlagen).

Eine Schädigung des verbleibenden Nierensegments haben wir nach Heminephroureterektomie nie gesehen. Dagegen kann offensichtlich eine Pyelonephritis des refluierenden Nierensegments per continuitatem das Parenchym des primär gesunden Segments erreichen, die in den Abbildungen 25–27 und 147–149 gezeigten Verläufe mit ihren schlechten Clearances der gesamten Doppelniere, also beide Nierensegmente zusammen, sind u. E. nicht anders erklärbar.

Beseitigung von Harnröhrenengen: Meatotomie, Urethrotomia interna, Resektion oder periodische Dilatation haben nur in den Graden I und II eine günstige Prognose (Tab. 7 und 8), mit oder ohne zusätzliche antibiotische Behandlung werden die VUR in 75% beseitigt. Bei VUR II mit Golflochostien und VUR III und schlechter ist dieses Vorgehen wenig sinnvoll, da erfahrungsgemäß Golflochostien durch die Meatotomie nicht mehr zu beeinflussen sind und andererseits die Prognose bei Grad III wesentlich schlechter als bei I und II ist (Tab. 8).

Antirefluxplastiken: ARP beseitigen den VUR in 92% der Fälle unabhängig vom primären Grad (Tab. 16). Rezidive und andere Spätkomplikationen sind mit ca. 8% zu veranschlagen, bzgl. der Refluxbeseitigung ist die Prognose von ARP damit gut.

In Wirklichkeit besagt die Zahl von 92% wenig, da die Refluxbeseitigung allein nicht besonders wichtig ist. Einerseits können die Grade I und II mit der gleichen Prognose konservativ behandelt werden, zum anderen ist im Stadium V nach heutigem Wissen allein die Nephroureterektomie sinnvoll.

Von einigen besonderen Gruppen abgesehen (paraureterale Divertikel, therapieresistente HWI oder Golflochostien bei Grad II) sind die Grade III und IV diejenigen, bei denen eine ARP heute indiziert erscheint.

Da Ergebnisse größerer Fallzahlen mit einem präoperativen Grading fehlen, stehen wir vor der Situation, daß zur Prognose des Patienten (nicht des VUR) nach ARP eine wissenschaftlich haltbare Aussage derzeit nicht möglich ist.

Die Bedeutung der ARP für die Prognose einzelner Begleitbefunde bzw. besonderer Problemgruppen wird im nachfolgenden Kapitel besprochen.

11.2. Prognose einzelner Befunde und Problemgruppen

Lebensalter: VUR sollten so früh wie möglich behandelt werden (Ausnahme Säuglingsalter, s. o.), da bei allen Therapieformen die Prognose mit zunehmendem Alter bei Erstdiagnose ungünstiger wird. So geht nach Aperia et al. (1976) ein VUR II nach 5 Jahren oft in den prognostisch ungünstigeren Grad III über, bzw. liegt bei Kindern, die bei Erstdiagnose 6 Jahre und älter waren, der Grad III wesentlich häufiger vor als bei jüngeren Kindern.

Widersprüchlich sind die Angaben zum Zusammenhang zwischen Alter bei Erstdiagnose und Prognose der konservativen Therapie: nach Aladjem et al. (1980) besteht bei Therapiebeginn im Alter bis zu 4 Jahren eine signifikant höhere Heilungsrate, nach Edwards et al. (1977) ist die Prognose unabhängig vom Alter bei Erstdiagnose.

Wie im Vorkapitel ausgeführt, sollten Angaben zur Prognose bei ARP sich nicht an der Refluxbeseitigung, sondern am weiteren Schicksal der Niere bzw. des Patienten orientieren. Wie die Tab. 17 bis 20 zeigen, wird die Prognose der ARP vom Lebensalter insofern bestimmt, als erwachsene Patienten fast die dreifache Rate von Op.-Komplikationen zu erwarten haben.

Harnwegsinfektion: hier sind prognostische Aussagen recht einfach: unter konservativer Therapie ist die Prognose der HWI selbstverständlich günstig, Heilung einer bestehenden HWI und Rezidivprophylaxe sind schließlich Sinn dieser Therapie.

Operative Maßnahmen beeinflussen dagegen weder Zahl noch Art der HWI-Rezidive. Obwohl Williams u. Eckstein (1965b) sowie Hendren (1968) eine Abnahme von HWI-Schüben nach ARP berichteten, zeigen neuere Arbeiten mit größeren Kollektiven, genauerem präoperativem Grading und Statistik, daß Zahl und Art der HWI präoperativ genauso wie postoperativ nach ARP zu erwarten sind (McRae et al. 1974, Govan et al. 1975, Willscher et al. 1976, Wallace et al. 1978).

Diese Arbeiten belegen, daß eine HWI allein nie Indikation zur ARP sein darf (Atwell u. Cox 1981). Es ist deshalb auch nicht verwunderlich, daß eine prognostische Aussage auch allgemeiner Art zum Zusammenhang von HWI und VUR bisher mit der gebotenen Exaktheit nicht möglich ist (vgl. 7.1. Die Folgen der Begleitinfektion). Unsere eigene Feststellung: „HWI nach ARP weisen grundsätzlich auf einen möglichen Mißerfolg hin. Mit einer Ausheilung kann erst nach erfolgreicher Reoperation gerechnet werden" (Seiferth et al. 1977) ist vor diesem Hintergrund nicht mehr haltbar.

118

Nierenwachstum: zum Zusammenhang von Nierenwachstum und VUR lassen sich wiederum relativ klare prognostische Aussagen machen. Wenn ältere Arbeiten (Stephens u. Lenaghan 1970, Lyon 1973) noch zu dem Schluß kamen, daß nach Sanierung einer Begleitinfektion ein normales Nierenwachstum unabhängig von VUR, vorgenommener oder unterlassener ARP einträte, so gilt heute folgende Differenzierung: beim VUR ist das Nierenwachstum grundsätzlich unabhängig von präoperativen und postoperativen HWI (McRae et al. 1974, Willscher et al. 1976, Atwell u. Cox 1981). McRae et al. (1974) gehen noch weiter: wird konservativ behandelt, so ist das Nierenwachstum in den Graden I und II unabhängig von einer evtl. ARP oder deren Unterlassung. Dagegen ist bei den Graden III und IV ein (signifikanter) Wachstumsschub nach erfolgreicher ARP gegenüber nicht operierten Nieren zu erwarten.

Intrarenaler Reflux: prognostische Aussagen zum IRR sind nicht bekannt, da entsprechende posttherapeutische Befunde bisher nicht veröffentlicht wurden.

Nierenfunktion: die Prognose der Nierenfunktion hängt vom Grad des VUR ab. In den Graden I und II ist bei Kindern mit einer normalen GFR zu rechnen, bei Grad III dagegen mit einer um ca. 50% gegenüber der Altersnorm erniedrigten GFR, der Unterschied ist signifikant (Aperia et al. 1976). Die gleiche Arbeit zeigte, daß VUR der Grade I und II nach ca. 5 Jahren wahrscheinlich oft in III übergehen, oder daß umgekehrt die Zahl der VUR III bei Kindern über 6 Jahre (signifikant) höher als bei jüngeren Kindern ist. Bei VUR III mit eingeschränkter GFR liegt fast immer eine kompensatorische Mehrleistung der kontralateralen gesunden Niere vor (Aperia et al. 1976).

Da die Heilungsrate der Grade I und II unter konservativer Therapie hoch ist, ist auch die Prognose der Nierenfunktion entsprechend günstiger, d.h. die vor Therapie normale Nierenfunktion bleibt auch weiterhin normal. Dagegen kann die ARP im besten Fall einen status quo der Nierenfunktion erreichen, ein Fall belegter Besserung der Nierenfunktion nach ARP ist u. E. bisher nicht publiziert.

Parenchymdestruktion bzw. Nierennarben: die Prognose von Nierennarben bei VUR ist grundsätzlich schlecht. Abgesehen davon, daß Nierennarben mit und ohne ARP Voraussetzung zur Ausbildung einer Hypertonie sind (Hicks et al. 1975, Wallace et al. 1978), sind Nierennarben und segmentale Parenchymdestruktion durch ARP oder konservative Therapie nicht zu bessern, bestenfalls wird ein status quo erreicht, dies im Gegensatz zu präoperativ wachstumsverminderten, jedoch nicht vernarbten Nieren, die nach ARP einen kräftigen Wachstumsschub zeigen (McRae et al. 1974, Willscher et al. 1976).

Insgesamt ist die Prognose bei VUR und Nierennarben also in doppeltem Sinne ungünstig: einmal sind solche Fälle quoad sanationem ungünstig, da Nierennarben meist nur in Spätstadien, also Grad III und schlechter vorliegen, zum anderen ist die einmal vernarbte Niere durch eine ARP oder konservative Therapie nicht mehr zu bessern — ein Befund, der in deutlichem Gegensatz zu lediglich wachstums- oder funktionsgeminderten Nieren steht.

Hypertonie: besteht bei einem VUR gleichzeitig eine Hypertonie, dann ist die Prognose ungünstig, weil es sich auch hier meist um Spätstadien (III und schlechter) handelt. Die VUR-assoziierte Hypertonie ist weder durch eine ARP (Hicks et al. 1975, Stecker et al. 1977, Wallace et al. 1978) noch durch antibiotische intermittierende oder Dauerbehandlung zu bessern (Smellie u. Normand 1979, Bachmann et al. 1980). Der Wert einer konsequenten antihypertensiven Therapie kann in diesen Fällen nicht hoch genug eingeschätzt werden. So berichteten Klare et al. (1981), daß bei den antihypertensiv behandelten Patienten Serumkreatinin und GFR über 8 Jahre stabil blieben, bei (allerdings nur 2) Patienten mit nicht beherrschbarem Hochdruck kam es dagegen rasch zum Stillstand des Nierenwachstums mit entsprechender Funktionsverschlechterung.

Die gleichen Verfasser betonen, daß sie bei 140 Kindern mit VUR und normalem Serumkreatinin keinen Fall von Hypertonus fanden, sie halten deshalb die Niereninsuffizienz für die Voraussetzung einer VUR-assoziierten Hypertonie.

Eine Nachbeobachtung von mindestens 10 Jahren nach ARP nahmen Wallace et al. (1978) vor. Von 18/141 = 12,8% der Patienten, die in diesem Zeitraum eine Hypertonie zeigten, hatten 7 bereits präoperativ im Urogramm beidseitige, weitere 7 einseitige Nierennarben, nur 3 präoperative Urogramme waren o. B. Hicks et al. (1975) operierten n = 8 Kinder mit rezidivierender Pyelonephritis und Hypertonie bei primärem VUR. Die interessanten Ergebnisse sollen hier im einzelnen wiedergegeben werden: in erster Sitzung wurden zunächst 3 Nephroureterektomien vorgenommen. Von diesen 3 Kindern mußte eines in zweiter Sitzung auch kontralateral wegen Hypertonie nephrektomiert werden. 2 weitere mußten antihypertensiv behandelt werden. Ein weiteres Kind war nach einseitiger ARP ohne weitere Medikation gesund. Bei 4 weiteren Kindern wurde die doppelseitige ARP vorgenommen, die Hypertonie verschlechterte sich bei allen 4 Patienten. Letztlich mußten aus dieser Gruppe 2 Kinder einseitig (1 o. B., 1 Antihypertensiva) und eins doppelseitig nephrektomiert werden. Im 4. Fall reichten Antihypertensiva aus. Bedenkt man, daß 6/8 der Kinder nephroureterektomiert werden mußten, davon 2 bilateral, so zeigt dieses Krankengut sehr deutlich die ungünstige Prognose des Symptoms Hypertonie bei VUR auf.

Nephroureterale Doppelanlagen: die Indikation zur konservativen/operativen Behandlung ist die gleiche wie bei Einzelureteren, wenn man von Fällen mit zusätzlichen Mißbildungen wie Ureterocele und Ureterdystopie bzw. -ektopie absieht. Auch wenn häufig heminephroureterektomiert werden muß, verschlechtert dies die Prognose im Prinzip nicht.

Kongenitale Ureterdilatation: diese Fälle sind prognostisch ungünstig. Die beste Prognose besteht noch in der Gruppe mit bulbären Harnröhrenklappen, im übrigen lassen sich prognostische Angaben für diese sehr seltenen und von der Symptomatik verschiedenen Fälle nicht machen (vgl. Tab. 27).

11.3. Prognose der Grade I bis V

Grad I und II: diese Grade können heute erfolgreich antibiotisch behandelt werden. Nimmt man Arbeiten mit kontinuierlicher Therapie, ausreichend großem Krankengut und Statistik (Edwards et al. 1977, Aladjem et al. 1980; Tab. 6) ergibt sich: in 158/201 = 79% der Fälle wurde der VUR geheilt. Ein Progress unter Therapie fand sich in 2% (Edwards et al. 1977; bei Aladjem et al. 1980 keine Angabe). Daß bei Edwards et al. (1977) in 5 Fällen unter der Therapie vorher nicht bekannte VUR auftraten, spricht nicht gegen die konservative Therapie.

Die Erfolgsrate der ARP beträgt für alle Stadien 92% (Tab. 16), dieser Wert gilt jedoch lediglich bzgl. der VUR-Beseitigung. Bedenkt man, daß HWI in gleicher Frequenz wie präoperativ weiter bestehen – wenn auch mit klinisch weniger relevanten Verläufen – und daß sich hinter der Zahl von 8% Komplikationen teilweise schwere, mehrfache Nachoperationen mit dubioser Prognose erfordernde Verläufe verbergen, so ist trotz der unterschiedlichen Zahlen die Prognose der Grade I und II unter konservativer Therapie gut; u. E. ist deshalb die ARP bei unkomplizierten VUR I und II nicht indiziert.

Bei Grad II mit Golflochostien ist dagegen die konservative Therapie u. E. nach wie vor kontraindiziert. Diese Ansicht stützt sich neben der – naturgemäß subjektiven – „klinischen Erfahrung" auf folgende bereits im einzelnen dargestellten Befunde:

1. Das Golflochostium ist das endoskopische Substrat eines – morphologisch nachgewiesenen, u. a. Schulman u. Gregoir (1977) – fast völligen Fehlens muskulärer Fasern im prävesikalen und intramuralen Ureter. Die muskulären Fasern sind hier weitgehend durch kollagenes Bindegewebe ersetzt. Eine positive Änderung dieses Befundes und damit die Heilung eines VUR ist durch Medikamente deshalb nicht zu erwarten.

2. Ein Teil der Grade II geht nach gewisser Zeit – als Anhalt gelten etwa 5 Jahre – in den prognostisch wesentlich ungünstigeren Grad III mit (signifikant) schlechteren Nierenfunktion über (Aperia et al. 1976). Welche Fälle sollten sich wohl verschlechtern, wenn nicht die mit dem ungünstigsten morphologischen Ausgangsbefund, dem Golflochostium?

3. Die Befunde von King (1976, Abb. 63 u. 64) enthalten auch im entsprechenden Text zwar keinen Bezug zum prätherapeutischen Grad, sind bzgl. der schlechten Erfolge der nichtoperativen Therapie bei kurzen intramuralen Ureteren (Abb. 63) und Golflochostien (Abb. 64) aber eindeutig.

4. Schließlich sind die äußeren Gegebenheiten einer jahrelangen konservativen Therapie mit engmaschiger Kontrolle und Patientenführung wie sie z.B. bei Edwards et al. (1977) möglich waren, nur an wenigen Institutionen realistisch reproduzierbar. Sie sind aber sicher Voraussetzung der berichteten guten Ergebnisse. Dies ist zwar kein wissenschaftliches Argument gegen die konservative Therapie, wird aber im Regelfall für die Indikation konservativ/operativ zu berücksichtigen sein.

Der Vollständigkeit halber sei erwähnt, daß selbstverständlich lebensgefährliche Verläufe durch rezidivierende Pyelonephritiden auch bei den radiologischen Graden I und II vorkommen, die sich allen hier dargestellten allgemeineren Überlegungen zu Prognose und Indikation entziehen und symptomdiktiert zu behandeln sind.

Bei VUR aller Grade sollte ausnahmslos urethro-cystoskopiert und eine Harnröhrenkalibrierung vorgenommen werden. Auch bei diskreten subvesikalen Abflußhindernissen ist deren Beseitigung der Vorzug vor oft jahrelanger Therapie zu geben. Fälle mit Hutch-Divertikeln müssen in jedem Fall bzw. Grad operiert werden.

Auch nach der neueren Literatur sehr problematisch ist die Frage, wie lange VUR der Grade I und II antibiotisch behandelt werden dürfen, wenn sie keine Besserungstendenz zeigen. Wenn auch Edwards et al. (1977) nur in 4 Fällen = 2% einen Progress unter konservativer Therapie sahen, so berichteten Lenaghan et al. (1976) über 35% Progress, andere Autoren machten keine Angaben. Von großem Gewicht sind u.E. die Befunde von Aperia et al. (1976) bzgl. der Nierenfunktion (GFR) während des VUR. Die beiden tendenziellen Befunde, daß VUR Grad I und II die gleiche GFR wie gesunde Nieren, VUR der Grade III jedoch eine Einschränkung der GFR um 50% gegenüber der Altersnorm zeigen und der Befund, daß ein Übergehen der Grade I und II in Grad III nach etwa 5 Jahren zu erwarten ist, relativieren die Prognose einer allzu langen antibiotischen Behandlung.

Grad III: eine klare prognostische Aussage läßt sich hier nur zur konservativen Therapie machen (Tab. 6). Bei Arbeiten mit prätherapeutischem Grading (Heikel u. Parkkulainen 1966, Lenaghan et al. 1976, Edwards et al. 1977) ergaben sich eine Heilung in 73/145 = 50% der Fälle. Vergleichszahlen der operativen Therapie für Grad III bzgl. der weiteren Nierenfunktion und -wachstum liegen nicht vor.

Es dürfte aber prognostisch günstiger sein, bei Grad III zu operieren. Hierfür sprechen die schlechte Nierenfunktion bei Grad III (Aperia et al. 1976), das gehäufte Auftreten des intrarenalen Refluxes bei Grad III, die Aufhebung des Wasserhammereffektes durch die ARP, ggf. noch der günstigere Verlauf von HWI-Rezidiven nach ARP (u. a. Klare et al. 1981). Nach Orikasa et al. (1978) wächst eine Niere mit VUR III ohne ARP nicht mehr (signifikant gegenüber I und II). Die letzten beiden berichteten Arbeiten sind allerdings bisher Einzelbefunde.

Grad IV und V: die Prognose ist im wesentlichen durch die Begleit- bzw. Folgesymptome bedingt. Beim Grad V, der weitgehende Funktionslosigkeit einschließt, wird man zur Vermeidung der reninbedingten Hypertonie und ggf. weiterer pyelonephritischer Schübe nephroureterektomieren.

Beim Grad IV sind die Folgen des lang einwirkenden VUR manifest geworden. Wenn eine weitere Verschlechterung des Nierenstatus und Folgesymptome wie eine Hypertonie vermieden werden können, dann wohl nur durch die ARP. Auch werden der morphologische und funktionelle Nierenstatus bei VUR Grad IV u. E. sehr häufig zu positiv gesehen.

Nach unserer Erfahrung ist bei Grad IV nicht die Frage, ob „schon", sondern ob „noch" eine ARP indiziert ist. Während dieses Problem für Erwachsene langsam Konturen im Sinne einer sehr zurückhaltenden Indikation zur ARP annimmt (Haubensak 1974 und 1977, Klippel et al. 1977, Heising et al. 1979, Altwein u. Thüroff 1980; vgl. 10.4.2. Nephroureterektomie und 10.4.3.6. Die Problematik der ARP bei Erwachsenen), bleibt für Kinder bisher offen, welche Nierenfunktion „grenzwertig" ist. Eigene, nicht publizierte Erfahrungen sprechen dafür, daß unterhalb einer seitengleichen OIH-Clearance von 25—30% der Norm beider Nieren auch bei Kindern die Prognose der ARP dubiös ist. Für Rezidiv-Operationen scheint diese Grenze allerdings wesentlich niedriger (!) zu liegen. Für die ARP ist u. E. die Forderung von Haubensak (1974), wonach mindestens 100 ml/min seitengleiche OIH-Clearance Voraussetzung für eine erfolgreiche ARP sind, nicht nur für Erwachsene, sondern auch für Kinder ein guter Anhalt. Auf die Bedeutung von Nierenparenchymnarben im Urogramm bzgl. der Prognose einer ARP wurde von den letztgenannten Autoren bereits hingewiesen. Altwein und Thüroff (1980) kamen nach Auswertung ihrer ARP bei Erwachsenen zu dem Schluß, daß diese schon im Vernarbungsgrad a und b nach Smellie (1967, Abb. 8) kontraindiziert sei.

Trotz aller Einschränkungen wird die ARP oft die einzige Möglichkeit sein, die Restfunktion der Niere zu erhalten. Nach unseren Erfahrungen ist allerdings auch bei kunstgerechter ARP und normalem postoperativem Verlauf die postoperative Prognose des VUR Grad IV dubiös. Die Prognose der Patienten wird im wesentlichen von konservativen Maßnahmen wie konsequente antibiotische und antihypertensive Therapie oder ggf. diätetischen Maßnahmen abhängig sein. Dies wurde durch das oben im einzelnen referierte Krankengut von Hicks et al. (1975) eindrucksvoll bestätigt (vgl. 11.2. Prognose einzelner Befunde und Problemgruppen, Hypertonie).

11.4. Prognose, Zusammenfassung

Die dargestellten Überlegungen zur Prognose einschließlich der beider Problemgruppen (II mit Ostiumpathologie, IV) erlauben tendenziell, das abschließend in Tab. 29 dargestellte

Tabelle 29: Anhalt für die Therapiewahl beim VUR anhand der Prognose; alle Angaben gelten nur unter Berücksichtigung der oben genannten Voraussetzungen 1.—5.

Therapie Grad	konservativ	(Hemi) Nephrouterektomie	Antirefluxplastik
I	ja, Antibiotika	nein	nein
II	kein Golfloch ja, Antibiotika	nein	nein
	Golfloch nein	nein	ja
III	nein	nein	ja
IV	ggf. symptomatisch – Antihypertensiva – Antibiotika	eher ja	eher nein
V	nein	ja	nein

Therapieschema zu vertreten. Es gilt allerdings nur mit folgenden Einschränkungen:

1. Bei Hutch-Divertikeln muß bei allen Graden operiert werden.
2. Subvesikale Abflußhindernisse gehören bei den Stadien I bis III vor einer monate- oder jahrelangen antibiotischen Behandlung beseitigt. Das schließt zugleich die Forderung nach Urethrocystoskopie und Kalibrierung der Urethra bei jedem VUR ein.
3. Therapieresistente Pyelonephritiden sind bei allen Graden Indikation zur Op.
4. Im Gegensatz zur Beurteilung der Grade I, II und V ist die Beurteilung der Grade II und IV etwas subjektiv. Zum Grad III wird die angelaufene prospektiv randomisierte Reflux-studie, zum Grad IV werden möglicherweise funktionelle Untersuchungen vor und nach Op. weiter helfen.
5. Selbstverständlich bezieht sich die Beurteilung von Grad V auf Patienten mit ausreichender kontralateraler Nierenfunktion.

Literaturverzeichnis

Ahlquist RP: A study of the adrenotropic receptors. Amer J. Physiol **153**: 586—600, 1948

Aladjem M, Boichis H, Hertz M, Herzfeld S, Raviv U: The conservative management of vesicoureteric reflux, a review of 121 children. Pediatrics **65**: 78—80, 1980

Albrecht KF: pers Mitt 1981

Alken P: pers Mitt 1981

Allison RC, Leadbetter GW: The effect of urethrotomy on vesico ureteral reflux. J Urol **108**: 480—482, 1972

Altrock K, Wulff HD: Der Reflux bei Doppelniere, In: Strohmenger 1974a.

Altwein JE: Disk-Bem Südwestdt Urologenkongreß 1978

Altwein JE, Thüroff JW: Der ins Erwachsenenalter persistierende Reflux. Verh Ber Ges Urol **31**: 232—234, 1980

Amar AD: Refluxing ureteral stump: reservoir of urinary infection. J Urol **19**: 493—495, 1964

Amar AD: Cystoscopic demonstration of vesicoureteral reflux: evaluation in 250 patients. J Urol **95**: 776—777, 1966

Amar AD: Reflux in duplicated ureters. Br J Urol **40**: 385—401, 1968

Amar AD: Calicotubular backflow with VUR. J Amer med Ass **213**: 293—294, 1970

Amar, AD, Chabra K: Reflux in duplicated ureters: treatment in children. J pediat Surg **5**: 419—430, 1970

Ambrose SS, Nicolson WP: The causes of vesicoureteral reflux in children. J Urol **87**: 688—694, 1962a

Ambrose SS, Nicolson WP: Vesicoureteral reflux secondary to anomalies of the ureterovesical junction: management and results. J Urol **87**: 695—706, 1962b

Ambrose SS, Nicolson WP: Ureteral reflux in duplicated ureters. J Urol **92**: 439—444, 1964

Ansell JS: The Bischoff submucosal ureteroplasty: a clinical evaluation. J Urol **95**: 768—770, 1966

Aperia A, Brodberger O, Ericsson NO, Wikstad I: Effect of VUR on renal function in children with recurrent urinary tract infection. Kidney Int **9**: 418—423, 1976

Arant BS, Sotelo-Avila C, Bernstein J: Segmental "hypoplasia" of the kidney (Ask-Upmark). J Pediat **95**: 931—939, 1979

Arap, S, Cabral AD, De Campos Freire JG, Gregoir W, van Regemorter G: The extravesical antireflux plasty, statistical analysis. Urol int **26**: 241—251, 1971

Atwell JD, Cox PA: Growth of the Kidney following unilateral antireflux surgery. Eur Urol **7**: 257—262, 1981

Auer, J, Seager, LD: Experimental local bladder edema causing urine reflux into ureter and kidney. J exp Med **66**: 741—754, 1937

Babcock JR, Keats GK, King LR: Renal changes after an uncomplicated antireflux operation. J Urol **115**: 720—721, 1976

Bachmann HJ, Schmeck J, Brunier E, Olbing H: Hypertonie bei Kindern mit HWI und Nierenparenchymnarben. In: Olbing H (Hrsg): Rezidivierende nichtobstruktive HWI bei Kindern, Berlin—Heidelberg—New York 1980, Springer

Bailey RR: The relationship of vesico-ureteric reflux to urinary tract infection and chronic pyelonephritis-reflux nephropathy. Clin Nephrol **1**: 132—141, 1973

Bailey RR, Stapleton P, Turner JG, Brownlie BE: Detection of VUR using radionuclide micturating cystography. Aust N Z J Med **6**: 542—544, 1976

Baker R, Maxted W, Maylath J, Shuman, J: Relation of age, sex and infection to reflux: Data indicating high spontaneous cure rate in pediatric patients. J Urol **95**: 27—32, 1966

Bakker NJ: zit. n. Brillenburg Wurth 1974

Bandhauer K, Marberger H: Erfahrungen mit der operativen Behandlung des vesiko-ureteralen Refluxes. Helv Chir Acta **34**: 379—384, 1967

Bandhauer K, Marberger H: Die Harnleiterneuimplantation nach Paquin als Antirefluxoperation. Urologe A **7**: 261—265, 1968

Barksdale EH, Baker WW: The effect of denervation of the lower ureter upon the incidence of ureteral reflux in the dog. J Urol **24**: 263—268, 1930

Barrett DM, Malek RS, Kelalis PP: Problems and solutions in surgical treatment of 100 consecutive ureteral duplications in children. J Urol **114**: 126—130, 1975

Battke H, Knorr B: Der vesiko-ureterale Reflux und seine therapeutischen Möglichkeiten unter Berücksichtigung eigener Ergebnisse. Z Urol **67**: 567—572, 1974

Baur HH, Sonnenschein R: Der Reflux bei Erwachsenen In: Stohmenger 1974a

Behrendt H, Brehmer B, Göbel S: Kontinuierliche Registrierung des VUR mittels Radionukliden unter Berücksichtigung des aktuellen Blasendrucks. Verh Ber Ges Urol **31**: 158—160, 1980

Bell C: Account of the muscles of the ureters and their effects in the irritable states of the bladder. Trans Med Chir **3**: 171—186, 1812

Belman AB, Filmer RB, King LR: Surgical management of duplication of the collecting system. J Urol **112**: 316—321, 1974

Belt E: Leonardo the anatomist. Lawrence (Kansas) 1955

Benz G, Willich E, Schärer K: Segmental renal hypoplasia in children. Pediat Radiol **5**: 86—92, 1976

Bettex M: Über den vesiko-ureteralen Reflux beim Säugling und Kind. Bern—Stuttgart 1965, Huber

Bettex M, Genton N, Schörli A: Results of ureterocystoneostomy in vesico-ureteric reflux in infants and children. Arch Dis Childh **41**: 160—164, 1966

Bettex M, Kuffer F: Indikationen und Ergebnisse der Cysto-Neostomien bei refluierenden Doppelureteren im Kindesalter. Z Kinderchir **7**: 489—499, 1969

Bischoff PF: Megaureter. Br J Urol **29**: 416—423, 1957

Bischoff PF: Operative treatment of megaureter. J Urol **85**: 268—274, 1961

124

Bischoff PF: Möglichkeiten, Erfolge und Mißerfolge plastischer Operationen im Kindesalter. Z Urol 62: 883–895, 1969

Blaufox MD, Gruskin A, Sandler P, Goldman H, Ogwo JE, Edelmann CM: Radionuclide scintigraphy for detection of vesico-ureteral reflux in children. J Pediat 79: 239–246, 1971

Blight EM jr, O'Shaughnessy EJ: Vesicoureteral reflux in children: a prospective study. J Urol 102: 44–46, 1969

Boeminghaus H: Wiederherstellung des Harnweges und künstliche Harnableitung bei Erkrankungen des Harnleiters (Indikationen und Methoden). Stuttgart, 1955, Thieme

Bourne HH: Vesicoureteral reflux in children. An evaluation of the surgical treatment. Rocky Mtn Med J 66: 31–33, 1969

Bracci U, Miano L, Laurenti C: Ureteroureterostomy in complete ureteral duplication. Eur Urol 5: 347–351, 1979

Brannan W, Ochsner MG, Rosencrantz D, Whitehead CM, Goodier EH: Experiences with vesico ureteral reflux. J Urol 109: 46–48, 1973

Brehmer B, Schneider U: Die Verwendung alloplastischer Ventile zur Verhinderung des Refluxes. In: Strohmenger 1974a

Brillenburg Wurth GH: Eine neue Methode der Antirefluxplastik. In: Strohmenger 1974a

Brodeur AE, Goyer RA, Melick W: A potential hazard of barium cystography. Radiology 85: 1080–1084, 1965

Bruce AW, Awad SA: Reflux in the residual ureter. J Urol 92: 278–281, 1964

Brueziere J: Operation de Leadbetter–Politano, dans le traitement du reflux vesico-ureteral chez l'enfant. Indications, technique et resultats. Ann chir infant 7: 67–76, 1966

Bumpus HC: Urinary reflux. J Urol 12: 341–346, 1924

Burger RH, Smith C: Heriditary and familial vesico-ureteral reflux. J Urol 106: 845–851, 1971

Burns JE: Extraperitoneal reimplantation of the ureter into the bladeder. J Urol 19: 541–546, 1928

Cammenos A: Le reflux vesico-ureteral chez l'enfant normal. Acta urol belg 31: 316–318, 1963

Carpentier PJ, Bettink PJ, Hop WCJ, Schröder FH: Reflux-Nachuntersuchung von je 100 nach PL und nach Cohen operierter Kinder. Ver Ber Ges Urol 31: 198–200, 1980

Castro JE, Fine H: Control of reflux in human cadaver bladders. Proc Roy Soc Med 62: 859–861, 1969

Christie BA: Incidence and etiology of VUR in apparently normal dogs. Invest Urol 9: 184–194, 1971

Chwalla R: Über die Entwicklung der Harnblase und der perinealen Harnröhre des Menschen mit besonderer Berücksichtigung der Art und Weise, in der sich die Ureteren von den Urnierengängen trennen, nebst Bemerkungen über die Entwicklung der Müller'schen Gänge und des Mastdarms. Z Anat 83: 615–733, 1927

Clark P, Hosmane RU: Re-Implantation of the ureter. Br J Urol 48: 31–37, 1976

Cohen SJ: Ureterozystoneostomie. Eine neue Antirefluxtechnik. akt urol 6: 1–8, 1975

Conway JJ, King LR, Belman AB, Thorson T: Detection of VUR with radionuclide cystography. Amer J Roentgenol 115: 720–727, 1972

Corriere JN, Murphy JJ: Vesicoureteral reflux and the intrarenal lymphatic system in the rat. Invest Urol 4: 556–569, 1967a

Corriere JN, Murphy JJ: Localization of bacteria in the kidney after vesicoureteral reflux. Surg Forum 18: 539–541, 1967b

Corriere JN, Lipschutz LI, Judson FN, Murphy, JJ: Autoradiographic localization of refluxed live and dead Escherichia coli and sulfur colloid particles in the rat kidney. Invest Urol 6: 364–370, 1969

Cotran RS, Vivaldi E, Zangwill DO, Kass EH: Retrograde proteus pyelonephritis in rats bacteriologic pathologic and fluorescent antibody studies. Amer J Path 43: 1–31, 1963a

Cotran RS, Thrupp LD, Hajj SN, Zangwill DO, Vivaldi E, Kass EH: Retrograde E. coli pyelonephritis in the rat: a bacteriologic, pathologic and fluorescent antibody study. J Lab Clin Med 41: 987–1004, 1963b

Courtade D, Guyon JF: Sur le reflux du contenu vesical dans les ureteres. Ann Mal Org urin 12: 561–568, 1894

Cukier J, Beurton D, Vacant J, Lobel B: La correction du reflux vesicorenal malformatif par avancement sous muquaix de l'uretere. (Correction of malformative VUR through the advancement of the ureteral submucosa). Acta urol belg 43: 345–351, 1975

Cussen LJ: Dimensions of the normal ureter in infancy and childhood. Invest Urol 5: 164–178, 1967a

Cussen LJ: The structure of the normal human ureter in infancy and childhood. A quantitive study of the muscular and elastic tissue. Invest Urol 5: 179–194, 1967b

Cussen LJ: Vesicoureteral reflux in children. Frequently and associated urologic abnormalities. Invest Urol 8: 640–644, 1971

Daines SL, Hodgson MB: Management of reflux in total duplication anomalies. J Urol 105: 720–724, 1971

Datta NS, Singh SM, Bapna BC: Refluxing ureteral stump. J Indian Med Ass 50: 28–29, 1968

Da Vinci L: zit n Belt 1955

Debled G: Der Aufbau des terminalen Ureters (a). Die Ätiologie des primären VUR (b). In: Strohmenger 1974a

Deckart H: Nuklearmedizinische Diagnostik. Berlin, 1976

De Weerd JH, Farsund T, Burke EC: Ureteroneocystostomy. J Urol 101: 520–526, 1969

Diaz-Ball FL, Fink A, Moore CA, Gangai MP: Pyeloureterostomy and ureterostomie: alternative procedures to partial nephrectomie for duplication of the ureter with only one pathological segment. J Urol 102: 621–626, 1969

Dodson AJ: Some improvements in the technique of ureterocystostomy. J Urol 55: 225–237, 1946

Dounis A, Dunn M, Smith PJB: Ureteric reimplantation for vesico-ureteric reflux in the adult. Br J Urol 50: 233–236, 1978

Dunn PM, Hine L, MacGregor ME: Search by clinical methods for persistant urinary infections in children. Brit Med J 1: 1081–1084, 1964

Dwoskin JY, Perlmutter AD: Vesicoureteral reflux in children: a computerized review. J Urol 109: 888–890, 1973

Ebel KD, Willich E: Röntgenuntersuchung im Kindesalter. 2. Aufl. Berlin–Heidelberg–New York 1979, Springer

Edwards D, Normand ICS, Prescod N, Smellie JM: Disappearance of VUR during long term prophylaxis of urinary tract infection in children. Br Med J 2: 285–288, 1977

Eisendrath DN, Katz H, Glasser JM: Bladder reflux, a clinical and experimental study. J Amer med Ass 85: 1121–1123, 1925

El-Badawi A, Schenk EA: A new theory of the innervation of bladder musculature. Part 1: Morphology of the vesical innervation apparatus. J Urol 99: 585–592, 1968

El-Badawi A, Schenk EA: A new theory of the innervation of bladder musculature. Part 2: The innervation apparatus of the ureterovesical junction. J Urol 105: 368–371, 1971a

El-Badawi A, Schenk EA: A new theory of the innervation of bladder musculature. Part 3: Postganglionic synapses in u.-v. – urethral autonomic pathways. J Urol 105: 372–374, 1971b

Eliason OD, Smith JP: Ureteral advancement for correction of vesicoureteral reflux: experience with 50 patients in a 3-year period. J Urol 98: 331–334, 1967

Ellis GV: An account of the arrangement of the muscular substance in the urinary and certain of the generative organs. Trans Med Chir 39: 327–338, 1856

Elo J: Vesicoureteral reflux in children. J Urol 106: 603–605, 1971

Emmet JL, Witten DM: Clinical urography, 3rd Edition. Philadelphia–London–Toronto, 1971 Saunders

Emrich D: Nuklearmedizinische Diagnostik und Therapie. Stuttgart 1976, Thieme

Erd W, Havranek G, Höfer R, Krepler P: Vergleichende Untersuchungen mit Röntgen-Cystometrie und Isotopen-Cystographie mittels der Angerkamera bei vesico-ureteralen Refluxen. Mschr Kinderheilk 118: 210–203, 1970

Estes RC, Brooks RT: Vesicoureteral reflux in adults. J Urol 103: 603–605, 1970

Fendel H, Hartmann C: Strahlen-Exposition von Kindern mit HWI. Ann Radiol 12: 245–250, 1969

Filly RA, Friedland GW, Fair WR, Govan DE: Late ureteric obstruction following ureteral reimplantation for reflux. Urology 4: 540–543, 1974a

Filly, R, Friedland GW, Govan DE, Fair WR: Development and progression of clubbing and scarring in children with recurrent urinary tract infections. Radiology 113: 145–153, 1974b

Freede J: Der Vesiko-uretero-renale Reflux (VUR) im Kindesalter. Inaugural-Diss. Köln 1979

Freeman RB, Murphy TE, Dickstein CD: Experimental renal infection: acute and chronic studies of histology and function. Kidney Int 13: 129–135, 1978

Fritjofsson A, Sundin T: Studies of renal function in vesico-ureteric reflux. Br J Urol 38: 445–452, 1966

Fritz W, Gödel UM, Schober KL: Ein Beitrag zur operativen Behandlung des vesico-ureteralen Refluxes im Kindesalter. Z Urol 64: 891, 1971

Funke PA, Planz K: Erfolge mit der operativen Reintervention nach Antirefluxplastiken. In: Weber W, Jonas D (Hrsg): Reinterventionen an den Urogenitalorganen, Stuttgart 1979, Thieme

Garrett RA, Switzer RW: Antireflux surgery in children. J Amer med Ass 195: 366–368, 1966

Gharib M, Heiming E: Erfahrungsbericht über den Vesico-ureteralen Reflux bei 126 Kindern. Z Kinderchir 12: 91–100, 1973

Gibson HM: Ureteral reflux in the normal child. J Urol 62: 40–43, 1949

Glenn JF, Anderson EE: Distal tunnel ureteral reimplantation. Trans Amer Ass Genitourin Surg 58: 37–41, 1966

Gosalbez R, Bustamante IP: Vesico-renal reflux. Medical and surgical treatment. Ann esp. Pediat 8, Suppl 3, 45–54, 1975

Govan DE, Fair WR, Friedland GW, Filly RA: Management of children with urinary tract infection. Urology 6: 273–286, 1975

Graves RC, Davidoff LM: Studies on the ureter and bladder with especial reference to regurgitation. J Urol 10: 184–231, 1923

Graves RC, Davidoff LM: Studies on the ureter and bladder with especial reference to regurgitation of vesical contents. J Urol 12: 93–103, 1924

Graves RC, Dvidoff LM: Studies on the bladder and ureters with especial reference to regurgitation of the vesical contents. Regurgitation as observed in cats and dogs. J Urol 14: 1–17, 1925

Gregoir W: Le reflux vesico-ureteral congenital. Acta urol belg 30: 286–300, 1962

Gregoir W: Le traitement chrirugical du reflux vesico-ureteral congenital. Acta chir belg 4: 431–439, 1964

Gregoir W: Traitement chirurgical du reflux congenital et du mega-uretere primaire. Urol int 24: 502–526, 1969

Gregoir W, Schulman CC: Die Pathologie des primären VUR. In: Strohmenger 1974a

Gregoir W, Schulman CC: Die extravesikale Antirefluxplastik. Urologe A 16: 124–127, 1977

Grey DN, Glynn P, Goodwin WE: Experimental methods of ureteroneocystostomy: experiences with the ureteral intussusception to produce a nippel or valve. J Urol 77: 154–163, 1957

Gruber CM: The ureterovesical valve. J Urol 22: 275–292, 1929a

Gruber CM: A comparative study of the intravesical ureters in man and in experimental animals. J Urol 21: 567–581, 1929b

Gruber CM: The function of the uretero-vesical valve and the experimental production of hydroureters without obstruction. J Urol 23: 161–179, 1930

Gutierrez J, Chang CY, Nesbit RM: Ipsilateral uretero-ureterostomy for vesicoureteral reflux in duplicated ureter. J Urol 101: 36–39, 1969

Hahn K, Eissner D, Alken P: Katheterlose nukl. med. Verfahren zum Nachweis des vesikorenalen Refluxes. Verh Ber Ges Urol 31: 154–157, 1980

Hampel N, Richter-Levin D, Gersh J: Extravesical repair of primary vesicoureteral reflux in children. J Urol 117: 355–357, 1977

Harrison L, Cass A, Bullock B, Boyce W, Cox C: Experimental pyelonephritis in dogs – results of urinary infection and vesicoureteral reflux. Urology 1: 439–443, 1974

Harrison L, Cass A, Cox C, Boyce W: Role of bladder infection in the etiology of vesicoureteral reflux in dogs. Invest Urol 12: 123–124, 1974

Harrow BR: Vesicoureteral reflux in children. Surgical mangement. Postgrad med J 42: 37–40, 1967

Haubensak K: Die Behandlung des beidseitigen Refluxes bei zunehmender Niereninsuffizienz im Erwachsenenalter. akt urol 5: 83–88, 1974

Haubensak K: Verlaufsbeobachtungen an pyelonephritisch geschädigten Nieren durch chronischen Harnreflux beim Erwachsenen. Verh Ber Ges Urol 28: 246, 1977

Heikel PE, Parkkulainen KV: Vesico-ureteric reflux in children. A classification and results of conservative treatment. Ann Radiol 9: 37–40, 1966

Heising J: Funktionelle Enuresis nocturna. Z Allg Med 54: 1315–1323, 1978

Heising J, Seiferth J: Die Meatusstenose des Mädchens – Klinik und Therapie, Urologe A 17: 292–295, 1978

Heising J, Engelking R, Seiferth J, Albrecht KF: Operative treatment of vesicoureteric reflux in duplicated ureters. Eur Urol 4: 171–175, 1978

Heising J, Engelking R, Seiferth J, Allhoff E, Albrecht KF: Spätkomplikationen und Reeingriffe nach ARP. In: Weber W, Jonas D (Hrsg): Reinverventionen an den Urogenitalorganen, Stuttgart 1979, Thieme

Heising J: Funktion und morphologische Veränderungen der Nieren und ableitenden Harnwege nach der Antirefluxoperation vom Typ der Ureterocystoneostomie. Habilitationsschrift, Köln 1980

Helin I, Okmian L, Olin T: Renal blood flow and function during neuroleptanaesthesia and at elevated intravesical pressure. An experimental study in the pig. Scand J Urol Nephrol Suppl 28, 1975

Hendren WH: Ureteral reimplantation in children. J Pediat Surg 3: 649–664, 1968

Hendry WF, Stanton SL, Williams DI: Recurrent urinary infection in girls: effects of urethral dilatation. Br J. Urol 45: 72–83, 1973

Herberman HG, Markman I, Payne RA: Vesicoureteral reflux requiring ureteroneocystostomy. J Urol 101: 833–835, 1969

Herling D: Familiäre Häufung und Erblichkeit des Refluxes. In: Strohmenger 1974 a

Herrlinger A, Wilhelm E, Supala K: Der ins Erwachsenenalter persistierende Reflux. Verh Ber Ges Urol 31: 235–237, 1980

Hicks CC, Woodard JR, Walton KN, Filardi GP: Hypertension as complication of VUR in children. Urology 7: 587–593, 1976

Hinman F, Miller ER, Hutch JA, Gainey MD, Cox CE, Goodfriend RB, Marshall S: Low pressure reflux: relation of vesico ureteral reflux to intravesical pressure. J Urol 88: 758–765, 1962

Hodson CJ: The radiological contribution toward the diagnosis of chronic pyelonephritis. Radiology 88: 857–871, 1967

Hodson CJ, Croven JD, Lewis DG, Matz LR, Clarke RJ, Ross EJ: Experimental obstructive nephropathy in the pig. Suppl Br J Urol 41: Suppl 6: 5–20, 1968

Hodson CJ: The effects of disturbance of flow on the kidney. J Infect Dis 120: 54–60, 1969

Hodson CJ: Post-obstructive renal atrophy (nephropathy). Brit med Bull 28: 237–240, 1972

Hodson CJ, Maling TM, McManamon PJ, Lewis MG: The pathogenesis of reflux nephropathy (chronic atrophic pyelonephritis). Br J Radiol Suppl 13: 1–26, 1975

Hodson J, Maling TM, McManamon PJ, Lewis MG: Reflux nephropathy. Kidney Int Suppl 4: 50–58, 1975

Hodson J, Kincaid-Smith P (Hrsg): Reflux nephropathy, New York–Paris–Barcelona–Milano–Mexico City– Rio de Janeiro 1979, Masson Publishing USA Inc.

Hohenfellner R: Therapy of vesico-ureteral reflux in children. S Afr Med J 45: 1063–1064, 1971

Hohenfellner R: Komplizierter sekundärer Reflux – refluxiver Megaureter Einteilung und Nomenklatur. Verh Ber Ges Urol 31: 220–221, 1980

Howerton LW, Lich R: The cause and correction of ureteral reflux. J Urol 89: 672–675, 1963

Hutch JA: Vesico ureteral reflux in the paraplegic: cause and correction. J Urol 68: 457–467, 1952

Hutch JA: Panel on ureteral reflux in children. J Urol 85: 119–144, 1961a

Hutch JA: Theory of maturation of the intravesical ureter. J Urol 86: 534-538, 1961b

Hutch JA: Saccule formation at the ureterovesical junction in smooth walled bladders. J Urol 86: 390–399, 1961c

Hutch JA: Ureteric advancement operation: anatomy, technique and early results. J Urol 89: 180–184, 1963

Hutch JA, Miller ER, Hinman F: Vesicoureteral reflux. Role in pyelonephritis. Amer J med 34: 338–349, 1963

Hutch JA, Smith DR, Osborne R: Review of a series of ureterovesicoplasties. J Urol 100: 285–289, 1968

Hutch JA, Smith DR: Sterile reflux: report of 24 cases. Urol Int 24: 460–465, 1969

Jannaccone G, Panzironi PE: Ureteral reflux in normal infants. Acta radiol Scand 44: 451–456, 1955

Jakobsen BE, Genster H, Olesen S, Nygaard E: Vesico-ureteral reflux in children. Br J Urol

49: 119–127, 1977

Jeffs RD, Allen MS: The relationship between uretero-vesical reflux and infection. J Urol 88: 691–695, 1962

Johnston JH, Heal MR: Reflux in complete duplicated ureters in children: management and techniques. J Urol 105: 881–887, 1971

Johnston JH: VUR bei Urethralklappen. akt urol 9: 305–310, 1978

Jonas U, Tanagho EA: Reduced bladder capacity. Urology 4: 421–425, 1974

Jones BW, Headstream JW: Vesicoureteral reflux in children. J Urol 80: 114–115, 1958

Jones B, Gerrard JW, Shokeir MK, Houston CS: Recurrent urinary infections in girls: relation to enuresis. Canad med Ass J 106: 127–130, 1972

Kastert HB, Kopper G, Reissfelder G: Die Wertigkeit der subvesikalen Obstruktion beim unkomplizierten Reflux. Verh Ber Ges Urol 31: 166, 1980

Kaveggia L, King LR, Grana L, Idriss FS: Pyelonephritis: A cause of vesico-ureteral reflux? J Urol 95: 158–163, 1966

Kelalis PP: Proper perspective on vesico-ureteral reflux. Myo Clin Proc 46: 807–818, 1971

Kemper K, Straube W: Der vesiko-ureterale Reflux beim Erwachsenen. Dtsch Ärztebl 68: 3333, 1971

Kendall AR, Karafin L: Urinary tract infection in children: fact and fantasy. J Urol 107: 1068–1072, 1972

Kienitz M: Die konservative Behandlung der chronischen Pyelonephritis mit vesiko-uretero-renalem Reflux. In: Strohmenger 1974a

Kierfeld G: Komplikationen nach Antirefluxplastiken. In: Strohmenger 1974a

Kimbrough JC: Nephro-ureterotomy. Urol cutan rev 43: 231–235, 1939

King LR, Idriss FS: The effect of VUR on renal function in dogs. Invest Urol 4: 419–426, 1967

King LR, Surian MA, Wendel RM, Burden JJ: Vesicoureteral reflux. A classification based on cause and the results of treatment. J Amer med Ass 203: 169–174, 1968

King LR, Kazmi SO, Belman AB: Urol Klin North Amer 1: 441ff, 1974; zit. n. Olbing et al. 1981

King LR: VUR: History, etiology, and conservative management. In: Kelalis PP, King LR (Hrsg): Clinical pediatric Urology, Bd I, Philadelphia–London–Totonto 1976, Saunders

Klare B, Möhring K, Mehls O, Rauh W, Willich E: Verlauf und therapeutische Maßnahmen bei Refluxnephropathien im Stadium der Niereninsuffizienz. Urologe B 21: 75–84, 1981

Klippel KF, Hohenfellner R, Straub E, Greinacher I: Vesikorenaler Reflux. Urologe A 16: 131–136, 1977

Köllermann WM, Ludwig H: Über den vesico-ureteralen Reflux beim normalen Kind im Säuglings- und Kleinkindesalter. Z Kinderheilk 100: 185–191, 1967

Köllermann MW, Scherf H, Busch R, Sietzen W, Klosterhalfen H: Der okkulte Reflux. Urologe A 17: 5–9 1978

Köllermann MW: Vortrag Tagung der Sektion Kinderurologie der Deutschen Gesellschaft für Urologie, Frankfurt 1979

Krepler P, Havranek C, Wiltschke H: Die Rückbildungsfähigkeit vesikoureteraler Refluxe bei Kindern und ihr Einfluß auf den Verlauf von Harnwegsinfektionen. Klin Pädiat 184: 474–485, 1972

Krepler P: Systematische Untersuchungen zur Häufigkeit röntgenologisch faßbarer Veränderungen bei der kindlichen Harnwegsinfektion und bei Kontrollen an einem statistisch aufgegliederten Krankengut. Z Kinderheilk 104: 103, 1968

Krepler P, Havranek C, Wiltschke H: Ergebnisse konservativer Behandlung des vesiko-uretero-renalen Refluxes. In Strohmenger 1974a Thieme 1974

Kretschmer HL: Cystography: its value and limitations in surgery of the bladder. Surg Gynec Obstet 23: 707–717, 1916

Kühbacher HJ, Kocvesdi S, Hinterwirth H: Zur operativen Behandlung des einseitigen vesico-ureteralen Refluxes. Z Urol 65: 467–471, 1972

Kuffer F, Bettex M, Kropf M: Operative Resultate beim vesiko-ureteralen Reflux. Helv Paediat Acta 24: 118–122, 1969

Kuffer F, Keller U, Brandner M: Spontanverlauf bei VUR. akt urol 6: 9–13, 1975

Kurth KH, Alleman ERJ, Schröder FHS; Urethralklappen und vesikorenaler Reflux. Verh Ber Ges Urol 31: 230–231, 1980

Lange S, Lange J, Newiger T, Zumwinkel K, Nagel R: Differenzierung der renalen Abflußstörung durch die Funktionsszintigraphie. Fortschr Geb Röntgenstr Nuklearmed 120: 330, 1974

Laval KU, Rathert P: Der VUR: Ein vererbbares Leiden? Urologe A 15: 219–222, 1976

Leadbetter GW, Duxbury JH, Dreyfuss JR: Absence of vesicoureteral reflux in normal adult males. J Urol 84: 69–70, 1960

Lenaghan D, Cussen LJ: Vesicoureteral reflux in pups. Invest Urol 5: 449–461, 1968

Lenaghan D, Cass AS, Stephens FD: The influence of partial division of the intra vesical ureter on the occurence of vesico-ureteral reflux in dogs. J Urol 107: 580–581, 1972a

Lenaghan D, Cass, AS, Cussen LJ, Stephens FD: Long-term effect of vesico-ureteral reflux on the upper urinary tract of dogs. I. Without urinary infection. J Urol 107: 755–757, 1972b

Lenaghan D, Cass AS, Cussen LJ, Stephens FD: Long-term effect of vesico-ureteral reflux on the upper urinary tract of dogs. II With urethral obstruction. J Urol 107: 758–761, 1972c

Lenaghan D, Whitaker JG, Jensen F, Stephens FD: The natural history of reflux and long-term effects of reflux on the kidney. J Urol 115: 728–730, 1976

Lewis EL, Cletsoway RW: Megaloureter. J Urol 75: 643–646, 1956

Lich R, Howerton LW, Davis LA: Recurrent urosepsis in children J Urol 86: 554–558, 1961

Lich R, Howerton LW, Davis LA: Ureteral reflux, its significance and correction. South Med J 55: 633–635, 1962

Lich R jr, Howerton LW jr, Goode LS, Davis LA: The ureterovesical junction of the newborn. J Urol 92: 436–438, 1964

Lipsky H, Chisholm GD: Primary vesico ureteric reflux in adults. Br J Urol 43: 277–283, 1971

Lobenstein D, Wiegmink HG: Die Bedeutung des vesiko-ureteralen Refluxes als Ursache der therapierestistenten Pyelonephritis im Kindesalter und seine operative Beseitigung durch die Gregoir-Plastik. Urologe A 6: 285–290, 1967

Lund AJ: Uncrossed double ureter with rare intravesical orifice relationship: case report review of literature. J Urol 62: 22–29, 1949

Lundin E, Riggs W: Upper urinary tract duplication associated with ectopic ureterocele in childhood and infancy. Acta Radiol Diagn 7: 13–24, 1968

Lurz H, Lucius GF: Die Antirefluxplastik nach Gregoir beim primären vesico-ureteralen Reflux des Kindes und deren Ergebnisse. Urologe A 6: 281–285, 1967

Lyon RP, Smith DR: Distal urethral stenosis. J Urol 89: 414–421, 1963

Lyon RP, Marshall S, Tanagho EA: The ureteral orifice: its configuration and competency. J Urol 102: 504–509, 1969

Lyon RP, Marshall S, Tanagho EA: Theory of maturation: A critique. J Urol 103: 795–800, 1970

Lyon RP: Renal arrest. J Urol 109: 707–710, 1973

Lytton B, Weiss RM, Berneike RR: Ipsilateral ureteroureterostomie in the management of vesico-ureteral reflux in duplication of upper urinary tract. J Urol 105: 507–510, 1971

MacGregor ME, Freeman P: Childhood urinary infection associated with VUR. Quart J Med 44: 481–489, 1975

Mackie GG, Stephens FD: Duplex kidneys: a correlation of renal dysplasia with position of the ureteral orifice. J Urol 114: 274–280, 1975

Mackie GG, Awang H, Stephens FD: The ureteric orifice: the embryologic key to radiologie status of duplex kidney. J Paediatr Surg 10: 473–481, 1975

Mahoney SA, Persky L: Observations on experimental ascending pyelonephritis in the rat. J Urol 89: 779–783, 1963

Malek RS, Moghaddam A, Furlow WL, Greene LF: Symptomatic ureteral stumps. J Urol 106: 521–528, 1971

Maling TM, Rolleston GL: Intra-renal reflux in children demonstrated by micturating cystography. Clin Radiol 25: 81–85, 1974

Marberger H, Pauer W, Janetschek G: Ergebnisse bei konservativer und operativer Behandlung der Refluxkrankheit. Verh Ber Ges Urol 31: 189–190, 1980

Marberger M, Altwein JE, Straub E, Wulff HD, Hohenfellner R: Lich-Gregoir antireflux plasty: experiences with 371 children. J Urol 120: 216–219, 1978

Marshall VF: Panel on ureteral reflux in children. J Urol 85: 119–144, 1961

Martin DC, Kaufman JJ: Pittfalls in ureterovesicoplasty for the prevention of reflux. J Urol 97: 846–848, 1967

Mathisen W: A new method for ureterointestinal anastomosis. Surg Gynec Obstet 96: 255–258, 1953

Mathisen W: Technik bei vesico-ureteraler Reanastomose und zur Korrektion von vesicoureteralem Reflux. Verh Ber Ges Urol 19: 150–153, 1961

Mathisen W: Vesico-ureteral reflux and its surgical correction. Surg Gynec Obstet 118: 965–971, 1964

May P, Lux B: Kongenitale distale Stenose der weiblichen Harnröhre und Reflux. Urologe A 18: 254–259, 1979

McAdam WA, James WB: Vesico-ureteric reflux after transurethral meatotomy. Br J Surg 54: 120–124, 1967

McDuffie RW, Litin RB, Blundon KE: Ureteral reimplantation: Lich method. Urology 10: 19–22, 1977

McEwen DW: Demonstration of ureteral stump reflux by voiding cystourethrography during excretory pyelography. J Canad Ass Radiol 13: 39, 1963 zit u. Strohmenger, 1974a

McGovern JH, Marshall VF: Reimplantation of ureters into the bladders of children. J Urol 99: 572–574, 1968

McGovern JH, Marshall VF: Reflux and pyelonephritis in 35 adults. J Urol 101: 668–672, 1969

McRae CU, Shannon EI, Utley WF: Effect on renal growth of reimplantation of refluxing ureters. Lancet I: 1310–1312, 1974

Melchior H, Lutzeyer W: Die Pathophysiologie des peristaltischen Harntransportes beim Reflux. In: Strohmenger 1974a

Melchior H, Eisenberger F, Stockamp K: Reflux und Blasenauslaßobstruktion. Verh Ber Ges Urol 31: 163–165, 1980

Melick WF, Brodeur AE, Karellos DM: A suggested classification of ureteral reflux and suggested treatment based on cineradiographic findings and simultaneous pressure recordings by means of the strain gange. J Urol 88: 35–37, 1962a

Melick WF, Brodeur AE, Karellos DM, Naryka JJ: Abnormal hydrodynamics of the bladder and ureters as a cause of ureteral reflux. J Urol 88: 38–41, 1962b

Meyer R: Zur Anatomie und Entwicklungsgeschichte der Ureterenverdopplung. Virchows Arch path Anat 187: 408–434, 1907

Middleton GW, Howards SS, Gillenwater JY: Sex linked familial reflux. J Urol 114: 36–39, 1975

Mildenberger H, Fendel H: Effects of subvesical disturbances of urinary drainage on the upper urinary tract in childhood. Progr Ped Surg 3: 53–83, 1971

Miller HC, Caspari EW: Ureteral reflux as genetic trait. J Amer med Ass 220: 842–843, 1972

Möller E, McIntosh JF, Van Slyke DD: Studies of urea excretion. II. J Clin Invest 6: 427, 1928

Moormann JG, Kemper K, Sökeland J, Bihler K, Krämer D: Diagnostik und Therapie der Doppelniere im Kindesalter. Urologe A 8: 270–279, 1969

Moormann JG, Burwick P, Kemper K: Antirefluxoperation: Indikation und Ergebnisse. Urologe A 9: 241–248, 1970

Morgan M, Asscher AW, Moffat DB: The role of VUR in pathogenesis of kidney scars in the rat. Nephron 17: 8–19, 1976

Mounger EJ, van Zille Scott E: Surgical correction of vesicoureteral reflux. J Urol 168: 347–350, 1972

Muecke EC: Harnwegsinfekte und vesico-renaler Reflux. Verh Ber Ges Urol 28: 230–231, 1977

Nummi P, Yloenen N: Vesicoureteral reflux following transureteral slitting of the ureteral orifice. Ann Chir Gynaec Fenn 64: 220–223, 1975

Oberhausen E, Rohman A: Bestimmung der Nierenclearance durch externe Gammastrahlenmessung. In: Fellinger K, Hofer R (Hrsg): Radionuklide in Kreislaufforschung und -diagnostik. Stuttgart–New York 1968

O'Donell B, Moloney MA, Lynch V: Vesico-ureteric reflux in infants and children: results of "supervision", chemotherapy and surgery. Br J Urol 41: 6–13, 1969

Olbing H: Über den vesikoureteralen Reflux bei Kinder mit Harnwegsinfektion. In: Loose H, Kienitz M (Hrsg): Die Pyelonephritis, Stuttgart 1966, Thieme

Olbing H, Mellin P, Tamminen T, Levitt SB, Weiss R: Vergleich von medikamentöser und chirurgischer Behandlung beim primären vesiko-uretero-renalen Reflux. Urologe A 20: 107–115, 1981

Ong TH, Ferguson RS, Stephens FD: The pattern of intrapelvic pressures during vesicoureteral reflux in the dog with normal caliber ureters. Invest Urol 11: 347–351, 1974 a

Ong TH, Ferguson RS, Stephens FD: The pattern of intrapelvic pressures during vesicoureteral reflux in the dog with megaureters. Invest Urol 11: 352–356, 1974 b

Orikasa S, Takamura T, Inada F, Tsuji I: Effect of vesico-ureteral reflux on renal growth. J Urol 119: 25–30, 1978

Orr LM: The consequences of the surgical relief of uretero-vesical obstruction. J Urol 63: 1043–1052, 1950

Palken M: Surgical correction of vesico-ureteral reflux in children: Results with the use of a single standard technique. J Urol 104: 765–768, 1970

Papst HW, Hör G: Nephrologie und Urologie. In: Diethelm L, Heuck F, Olsson O, Struad F, Vieten H, Zuppinger A (Hrsg): Handbuch der medizinischen Radiologie, Band XV/2. Berlin–Heidelberg–New York, 1978, Springer

Paquin AJ: Ureterovesical anastomosis: Description and evaluation of technique. J Urol 82: 573–583, 1959

Parrott TS, Woodard JR: Reflux in opposite ureter after successful correction of unilateral VUR. Urology 7: 276–278, 1976

Peters PC, Johnson DE, Jackson JH: The incidence of vesicoureteral reflux in the premature child. J Urol 97: 259–260, 1967

Pflaumer E: Normale und pathologische Physiologie der Harnleiter. In: von Lichtenberg A, Pflaumer E, Wildbolz B (Hrsg): Handbuch der Urologie, Band I/1. Berlin 1926, Springer

Politano VA, Leadbetter WF: Operative technique for correction of vesicoureteral reflux. J Urol 79: 932–941, 1958

Politano VA: Vesicoureteral reflux in children. J Amer med Ass 172: 1252–1256, 1960

Politano VA: One hundred reimplantations and five years experience. J Urol 90: 696–699, 1963

Politano VA, Harper JM: Experiences and results with conservative management of vesicoureteral reflux. J Urol 92: 445–447, 1964

Politano VA: Ureterovesical junction. J Urol 107: 239–242, 1972

Pozzi S: Ureterverletzungen bei Laparotomie. Zentralbl Gynäk 17: 97–99, 1893

Price SE, Johnson SH, Marshall M: Experience with ureteral reimplantation and the treatment of recurring urinary infections in childhood. J Urol 103: 485–490, 1970

Ransley PG, Risdon RA: Renal papillae and intrarenal reflux in the pig. Lancet II: 1114, 1974

Ransley PG: VUR: continuing surgical dilemma. Urology 12: 246–255, 1978

Ransley PG, Risdon MA, Path MRC: Reflux and renal scarring. Brit J Radiol Suppl 14: 1–35, 1978

Ransley PG, Risdon RA, 1981, in Vorbereitung, zit. n. Olbing et al. 1981

Ravasani G, Pagano F: Surgical correction of vesicoureteral reflux, description of technique and results. Urol Int 28: 56–64, 1973

Redman JF, Scriber LJ, Jissada NK: Apparent failure of renal growth secondary to vesicoureteral reflux. Urology 3: 704–707, 1974

Rehbein F, Sigge W: Uretero-Vesicopexie. Dtsch med Wschr 97: 1369–1371, 1972

Rehbein F, Sigge W: „Uretero-Vesikopexie". In: Strohmenger 1974a

Roberts JA: VUR in the primate. Invest Urol 12: 88–91, 1974

Roberts JA: Effect of urinary tract infection on maturation of the ureterovesical junction. Surg Forum 26: 596–598, 1975

Roberts JA: Experimental pyelonephritis in the monkey. IV Vesicoureteral reflux and bacteria. Invest Urol 15: 198–201, 1976

Roberts JA, Riopelle AJ: Vesicoureteral reflux in the primate, II. maturation of the ureterovesical junction. Pediatr 59: 566–568, 1977

Rösner N, Rodeck G, Bennecker A: Ergebnisse der Antirefluxplastik nach Lich Gregoir. Verh Ber Ges Urol 31: 201–202, 1980

Rolleston GL, Shannon FT, Utley WLF: Relationship of infantile vesicoureteric reflux to renal damage. Br med J 460–463, 1970

Rolleston GL, Maling TMJ, Hodson CJ: Intrarenal reflux and the scarred kidney. Arch Dis Childh 49: 531–539, 1974

Rolleston GL, Shannon FT, Utley WL: Follow-up of VUR in the new born. Kidney Int Suppl 4: 59–64, 1975

Rose JS, Glassberg KI, Waterhouse K: Intrarenal reflux and its relationship to renal scarring. J Urol 113: 400–403, 1975

Rothfeld SH, Sutton AA: Vesicoureteroplasty combined with YV-plasty for bladder neck obstruction and secoundary reflux. J Urol 95: 197–200, 1966

Rutishauser G: Das elektromyographische Bild der Harnwegsdynamik unter morphologischen und pathologischen Bedingungen. Fortschr Med 83: 919–923, 1965

Sakai A: An experimental study on the provoking mechanism of vesicoureteral reflux. Jap J Urol **64**: 238–251, 1973

Salvatierra O, Tanagho EA: Reflux as a cause of end stage kidney disease: report of 32 cases. J Urol **117**: 441–443, 1977

Sampson JA: Ascending renal infection; with special reference to the reflux of urine from the bladder into the ureters as an etiological factor in tis causation and maintenance. John Hopk Hosp Bull **14**: 334–350, 1903

Sappey MPC, 1874; zit. n. Gruber 1929a

Satani Y: Experimental studies of the ureter. Amer J Physiol **49**: 474–495, 1919a

Satani Y: Histologic study of the ureter. J Urol **3**: 247–267, 1919b

Scheidt J: Der vesiko-ureterale Reflux beim Versuchstier. In: Stohmenger 1974a

Schneider U, Strohmenger P: Reflux und Ureterstumpf. In: Strohmenger 1974a

Schoenberg HW, Beisswanger P, Howard WJ, Klingenmaier H, Walter CF, Murphy JJ: Effect of lower urinary tract infection upon ureteral function. J Urol **92**: 107–108, 1964

Scholtmeijer RJ: Die Behandlung des VUR-follow-up von 100 Kindern; referiert von Basting W. akt urol **10**: 125–128, 1979

Schulman CC, Gregoir W: Die Physiopathologie des primären vesikoureteralen Refluxes. Urolog A **16**: 118–123, 1977

Scott JES, De Luca FG: An experimental study of the lower end of the ureter and ureterovesical junction in dogs. Br J Urol **32**: 216–223, 1960a

Scott JES, De Luca FG: Further studies on the ureterovesical junction of the dog. Br J Urol **32**: 320–323, 1960b

Scott JES: An experimental investigation into the effects of prolonged vesico-ureteric reflux. Br J Urol **36**: 391–398, 1964

Scott JES: Results of operations for ureteric reflux. Arch Dis Childh **41**: 165–167, 1966

Scott JES, Stansfeld JM: Treatment of vesicoureteric reflux in children. Arch Dis Childh **43**: 323–328, 1968

Seiferth J, Bützler HO, Bulla M, Engelking R, Albrecht KF, Brinkmann B, Ehrhardt W: Der vesiko-uretero-renale Reflux im Kindesalter. Dtsch med Wschr **99**: 927–931, 1974

Seiferth J: Das Spina-bifida-Kind. Stuttgart 1976, Schattauer

Seiferth J, Heising J, Engelking R, Albrecht KF, Möller UG, Köhler M: Persistierender Infekt nach Antirefluxoperation. Verh Ber Ges Urol **28**: 244–245, 1977

Seiferth J: pers Mitt 1981

Semblinoff VI: On the pathology of ascending nephritis due to bacteria. Diss St Petersburg, 1883, IP Votschinkago

Senger FL, Bell AL, Warres HL, Tirman WS: Fate of the ureteral stump after nephrectomy. Amer J Surg **73**: 69–78, 1947

Servadio C: Conservative versus surgical treatment of vesico-ureteral reflux. Israel J med Sci **11**: 26–29, 1975

Shishito S, Saita T, Imabayashi K, Nakano N, Shiraiwa Y, Aizawa M, Kurihara M, Rikimaru Y, Chiba C, Irisawa S, Suzuki K, Natsume O, Sugita A: Experimental review of neuogenic

bladder. Its pathological physiology and biochemistry, and the effects of relating therapeutic agents. Tohoku J exp Med **82**: 327, 1964

Shopfner CE: Vesicoureteral reflux. Five year reevaluation Radiology **95**: 637–648, 1970

Sigel A: Lehrbuch der Kinderurologie. Stuttgart 1971, Thieme

Sigel A, Schrott KM: Korreferat zu Köllermann et al. (1978). Urologe A **17**: 10, 1978a

Sigel A, Schrott KM: Korreferat zu Huland et al. (1978). Urologe A **17**: 15, 1978b

Sigel A, Schrott KM, Chlepas S: Die vesikorenale Refluxkrankheit – Morphologie, Systematik, Naturgeschichte und therapeutische Taktik. Verh Ber Ges Urol **31**: 141–153, 1980

Smellie JM: Medical aspects of urinary infection in children. J Roy Coll Phys **1**: 189, 1967

Smellie JM: The disappearance of reflux in children with urinary tract infection during prophylactic chemotherapy. IV Int Congress of Nephrology, Stockholm 1969

Smellie JM, Normand IC: Bacteriuria, reflux and renal scarring. Arch Dis Child **50**: 581–585, 1975

Smellie J, Edwards D, Hunter N, Normand ICS, Prescod N: Vesico-ureteric reflux and renal scarring. Kidney Int **8**: Suppl 4, 65–72, 1977

Smellie JM, Normand ICS: Urinary tract infection with and without anatomic malformations. In: Liebermann E (Ed) Clinical Pediatric Nephrology. Philadelphia–Toronto 1976, Saunders

Smith HW: Principles of renal physiology. New York 1956

Soekeland J, Moormann JG, Opelt B: Der vesikoureterale Reflux. Dtsch med Wschr **94**: 2053–2058, 1969

Sommer JL: Experimental pyelonephritis in the rat with observations on ureteral reflux. J Urol **86**: 375–381, 1961

Sommer JS, Roberts JA: Ureteral reflux resulting from chronic urinary infection in dogs: long-term studies. J Urol **95**: 502–510, 1966

Spellman RM, Stibes RE, Kelly PF, Legere G: Surgical correction of vesicoureteral reflux: a comparison of uretero vesicoplasty (Bischoff technique) with uretero neocystostomy (Paquin technique). J Urol **101**: 527–529, 1969

Stecker JR, Read PB, Poutasse EF: Pediatric hypertension as a delayed sequelae of reflux induced pyelonephritis. J Urol **118**: 644–646, 1977

Stefan H: Unsere Erfahrungen mit Antirefluxplastiken bei 163 Patienten. Z Kinderchir **9**: 75–84, 1970

Stephens FD: Treatment of megaureters by multiple micturation. Austr N Z J Surg **27**: 130–134, 1957

Stephens FD, Lenaghan D: The anatomical basis and dynamics of vesico-ureteral reflux. J Urol **87**: 669–680, 1962

Stephens FD: Urological aspects of recurrent urinary tract infection in children. J Pediat **80**: 725–737, 1972

Stevens AR, Marshall VF: Reimplantation of ureter into bladder. Surg Gynec Obstet **77**: 585–594, 1943

Stockamp K, Hohenfellner R: Reflux and Mega-ureter. Ver Ber Ges Urol **31**: 222–227, 1980

Straube W: Funktionelle, röntgenologische und morphologische Veränderungen bei der Antirefluxplastik nach Lich–Gregoir. Ann Univ Sarav **20**: 189–242, 1973

Strötges WM: Refluxdiagnose mit Hilfe von Radionukliden. In: Strohmenger 1974a

Strohmenger P: Zur Antirefluxplastik bei Doppelnieren mit Ureter duplex. Urol Int **25**: 353–367, 1970a

Strohmenger P: Komplikationen bei der Antirefluxplastik nach Gregoir. Urologe A **9**: 39–41, 1970b

Strohmenger P, Mellin P, Olbing H: Die Bedeutung der Harnstauung für das Ergebnis von Antirefluxoperationen. Urologe A **10**: 195–201, 1971

Strohmenger P: Indikationen zur konservativen oder operativen Therapie des Refluxes. Therapiewoche **23**: 390–397, 1973

Strohmenger P (Hrsg): Der vesiko-uretero-renale-Reflux. Stuttgart 1974a, Thieme

Strohmenger P: Indikationen zur operativen und konservativen Behandlung des Refluxes. In: Strohmenger 1974a

Sunshine H: The prevention of ascending pyelitis by the intact uretero vesical junction: an experimental study. J Urol **92**: 351–357, 1964

Tamminen TES, Kaprio EA: The relation of shape of renal papillae and of collecting openings to intrarenal reflux. Br J Urol **49**: 345–354, 1977

Tanagho EA, Pugh RCB: The anatomy and function of the uretero-vesical junction. Br J Urol **35**: 151–165, 1963

Tanagho EA, Hutch JA: Primary reflux. J Urol **93**: 158–164, 1965

Tanagho EA, Hutch JA, Meyers FH, Rambo ON: Primary vesico-ureteral reflux: experimental studies of its etiology. J Urol **93**: 165–176, 1965

Tanagho EA, Meyers FH, Smith DR: The trigone: anatomical and physiological consideration. 1. In relation to the ureterovesical junction. J Urol **100**: 623–632, 1968a

Tanagho EA, Smith DR, Meyers FH: The trigone: anatomical and physiological consideration. 2. In relation to the bladder neck. J Urol **100**: 633–639, 1968b

Tanagho EA, Guthrie TH, Lyon RP: The intravesical ureter in primary reflux. J Urol **101**: 824–832, 1969

Taplin GV, Dore EK, Johnson DE: The quantitative radiorenogram for total and differential renal blood flow measurements. J Nucl Med **4**: 404, 1963

Timothy RP, Decker A, Perlmutter AD: Ureteral duplication: clinical findings and therapy in 46 children. J Urol **105**: 445–451, 1971

Tocci PE, Politano VA, Lynne CM, Carrion HM: Unusual complications of transvesical ureteral reimplantation. J Urol **115**: 731–735, 1976

Torbey K, Leadbetter WF: Innervation of the bladder and lower ureter: studies on pelvic nerve section and stimulation in the dog. J Urol **90**: 395–404, 1963

Uehling DT, Wear JB: Concentrating ability after antireflux operation. J Urol **116**: 83–84, 1976

Valk WL, Donald EW: Ureteroneocystostomy. J Urol **81**: 403–405, 1959

Vergison R, Devlesaver Ph, Fierez N: Le traitement en un temps du reflux vesico-ureteral bilateral chez l'enfant. acta urol belg **34**: 515–534, 1966

Vermillion CD, Heale WF: Position and configuration of the ureteral orifice and its relationship to renal scarring in adults. J Urol **109**: 579–584, 1973

Vermooten V, Neuswanger CH: Effects on the upper urinary incompetent ureterovesical valve. J Urol **32**: 330–334, 1934

Vivaldi E, Cotran R, Zangwill OP, Kass EH: Ascending infection as a mechanism in pathogenesis of experimental non-obstructive pyelonephritis. Proc Soc exp Biol Med **102**: 242–244, 1959

Vogler E: Radiologische Diagnostik der Harnorgane. Stuttgart 1974, Thieme

Von Hayek H: Die Harnblase. In: Alken CE, Dix VW, Goodwin WE, Wildbolz E (Hrsg): Handbuch der Urologie. I: Anatomie und Embryologie. Berlin–Hiedelberg–New York 1969, Springer

Von Lichtenberg H: zit. n. Pflaumer E (1926)

Waldeyer W: Ureterscheide. Anat Anz Verhdlg d Anat Gesellsch **7**: 259, 1892

Wallace DMA, Rothwell DL, Williams DI: The long-term follow-up of surgically treated VUR. Br J Urol **50**: 479–484, 1978

Wand H, Seppelt U: Die Videocystometrie (VCM) – eine Methode zur quantitativen und qualitativen Refluxdiagnostik. Urologe A **17**: 147–149, 1978

Warren MM, Kelalis PP, Stickler GB: Unilateral ureteroneocystostomy: the fate of the contralateral ureter. J Urol **107**: 466–468, 1972

Weigert C: Über einige Bildungsfehler der Ureteren. Virchows Arch path Anat **70**: 490–501, 1877

Weigert C: Nachtrag zu dem Aufsatze „Über einige Bildungsfehler der Ureteren" (Bd 70) und Erwiderung auf die Bemerkung des Herrn Prof. Hoffmann zu obigem Aufsatze (Bd. 71, 408). Virchows Arch path Anat **72**: 130–131, 1878

Wein AJ, Leoni JV, Raezer DM, Jacobowitz DM, Corriere JN: The effect of acute chemical sympathectomy on the competence of the canine uretervesical junction. Urol Res **3**: 95–97, 1975

Weiss RM, Schiff M, Lytton B: Late obstruction after ureteroneocystostomy. J Urol **106**: 144–148, 1971

Weitzel D: Sonographische Diagnostik bei Kindern mit vesikoureteralem Reflux. Verh Ber Ges Urol **31**: 161–162, 1980

Wesselhoeft CW, De Luca FG: The surgical and medical treatment of recurrent urinary tract infections in childhood. J Pediat Surg **8**: 125–133, 1973

Westenfelder M, Sommerkamp H: Das Operationsrisiko der Antirefluxplastik beim komplizierten Reflux. Verh Ber Ges Urol **31**: 228–229, 1980

Wienhöwer R, Winkler F, Zoedler O: Überblick und Ergebnisse der Antirefluxplastiken nach Gregoir. Verh Ber Ges Urol **31**: 205–206, 1980

Williams DI, Scott J, Turner-Warwick RT: Reflux and recurrent infection. Br J Urol 33: 435–441, 1961

Williams DI, Eckstein HB: Obstructive valves in the posterior urethra. J Urol 93: 236–246, 1965a

Williams DI, Eckstein HB: Surgical treatment of reflux in children. Br J Urol 37: 13–24, 1965b

Willscher MK, Bauer SB, Zammuto PJ, Retitz AB: Renal growth and urinary infection following antireflux surgery in infants and children. J Urol 115: 722–725, 1976

Winter CC: A new test for vesicoureteral reflux: an external technique using radio isotopes. J Urol 81: 105–111, 1959

Winterborn MH, France NE: changes associated with hydronephrosis in infant and children. Br J Urol 44: 96–104, 1972

Witzel O: Extraperitoneale Ureterocystostomie mit Schrägkanalbildung. Cbl Gynäk 20: 289–293, 1896

Woodard JR, Keats G: Ureteral reimplantation: Paquin's procedure after 12 years. J Urol 109: 891–894, 1973

Wulff HD, Jonas U, Hohenfellner R: Die Behandlung des einfachen vesico-ureteralen Refluxes im Kindesalter mit der Operation nach Gregoir. Z Kinderchir 10: 239–248, 1971

Young HH, Davis DM: Young's practice of urology. Philadelphia und London 1926, Saunders

Zinner NR, Foster EA, Spalding BH, Paquin AJ: Experimental vesicoureteral reflux: I. Comparison of three cystographic techniques. J Urol 90: 405–420, 1963a

Zinner NR, Paquin AJ: Experimental vesicoureteral reflux: II Roles of initial vesical volume, vesical capacity, vesical contractility and cast-distance of the urinary stream. J Urol 90: 421–424, 1963b

Zinner NR, Paquin AJ: Experimental vesicoureteral reflux: IV Role of neuromuscular activity. J Urol 104: 262–266, 1970

Zvara V, Hornak M, Payer J: Der vesicorenale Reflux im Kindesalter und seine Behandlung. Z Urol 60: 163–173, 1967

Sachwortverzeichnis